DAS ULTIMATIVE GUMBO-KOCHBUCH

100 herzhafte und geschmackvolle Rezepte aus dem Bayou. Ein umfassender Leitfaden zu Louisianas Spezialgericht

Else Hoffmann

INHALTSVERZEICHNIS

EINFÜHRUNG

Gumbo

Das Gumbo-Kochbuch ist Ihr ultimativer Leitfaden für die Zubereitung der besten Gumbo-Gerichte aus dem Bayou. Mit 100 köstlichen und authentischen Rezepten entdecken Sie die reichen und komplexen Aromen von Louisianas typischem Gericht.

Von klassischem Meeresfrüchte-Gumbo bis hin zu Hühnchen-Wurst-Gumbo deckt dieses Kochbuch alle verschiedenen Gumbo-Sorten ab. Zu jedem Rezept gibt es eine Schritt-für-Schritt-Anleitung sowie hilfreiche Tipps, wie Sie den perfekten Geschmack und die perfekte Textur erzielen.

Zusätzlich zu den Rezepten enthält das Gumbo-Kochbuch auch eine Anleitung zu Gumbo-Zutaten und -Werkzeugen sowie hilfreiche Tipps für die Zubereitung der perfekten Mehlschwitze. Mit atemberaubenden Farbfotos aller Rezepte entführt Sie dieses Kochbuch direkt ins Herz von Louisiana.

Egal, ob Sie ein erfahrener Gumbo-Profi oder ein Kochanfänger sind, das Gumbo-Kochbuch ist die ultimative Ressource für die Zubereitung köstlicher und authentischer Gumbo-Gerichte

GRUNDREZEPTE

1. Mehlschwitze

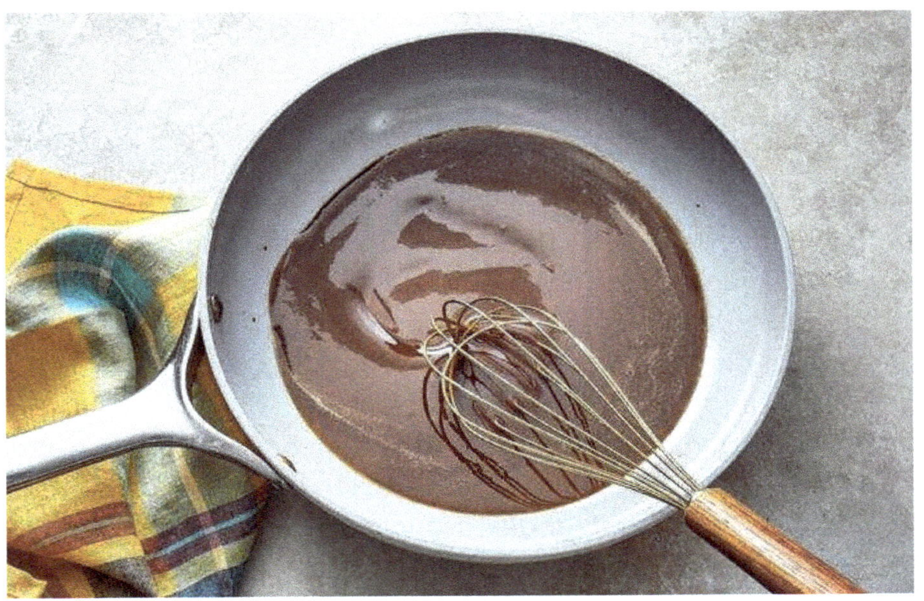

Ergibt etwa 1 Tasse

ZUTATEN:
½ Tasse Pflanzenöl
½ Tasse Allzweckmehl

Erhitzen Sie das Öl in einem großen, schweren Topf bei starker Hitze. Fügen Sie das Mehl hinzu und rühren Sie ständig um, bis die Mischung anfängt zu bräunen. Reduzieren Sie die Hitze auf mittlere oder mittlere bis niedrige Stufe und kochen Sie unter ständigem Rühren, bis die Mehlschwitze mittelbraun ist oder die Farbe von Erdnussbutter oder Milchschokolade hat.
Wenn Sie ein dunkleres Gumbo bevorzugen, bräunen Sie es weiter, bis die Mehlschwitze eine dunkle Schokoladenfarbe annimmt. Je dunkler die Mehlschwitze, desto dünnflüssiger wird das Gumbo. Verbrennen Sie die Mehlschwitze nicht, sonst wird der Geschmack des Gumbos beeinträchtigt. Wenn es verbrannt riecht, ist es zu lange gekocht. Die meisten Gumbos sind lecker und leicht dick, wenn die Mehlschwitze die Farbe von Milchschokolade hat.

2. Meeresfrüchtebrühe

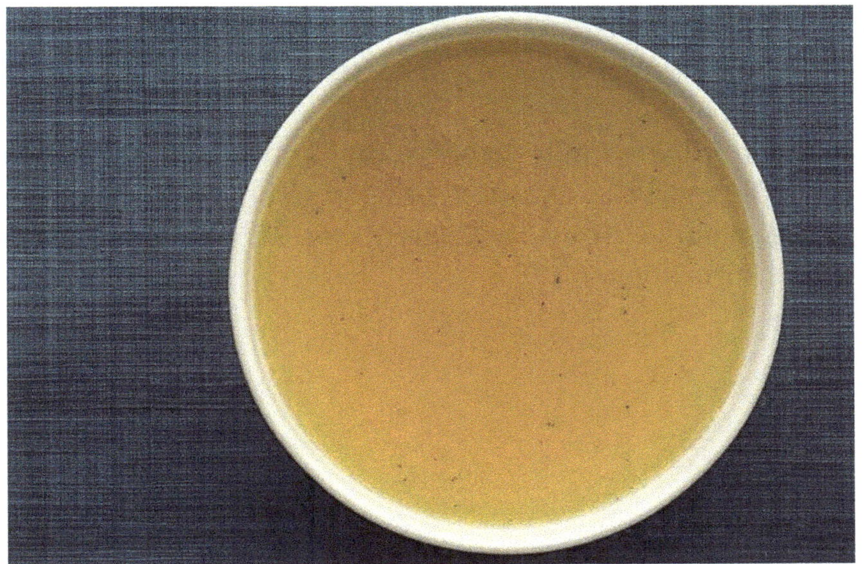

Ergibt 5 Tassen

ZUTATEN:
1 ½ Pfund Schalen von Garnelen, Langusten oder Krabben

Die Muscheln in einen mittelgroßen Topf geben und mit kaltem Wasser bedecken. Zum Kochen bringen. Abdecken, Hitze auf mittlere bis niedrige Stufe reduzieren und 30 Minuten köcheln lassen. Beanspruchung.

3. Geflügelbrühe

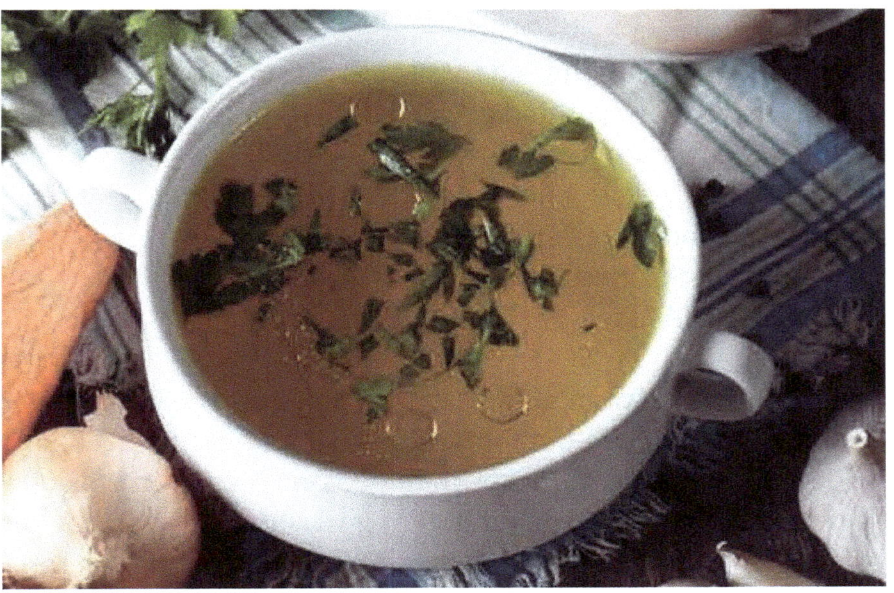

Ergibt 8 Tassen

ZUTATEN:

3 Pfund Hühner-, Truthahn- oder Entenknochen
1 große Zwiebel, geschält und geviertelt
2 Selleriestangen, halbiert
2 Karotten, geviertelt
½ Esslöffel schwarze Pfefferkörner
2 große Knoblauchzehen, halbiert
10 Tassen kaltes Wasser

Geben Sie alle Zutaten in einen 6-Liter-Topf. Zum Kochen bringen. Reduzieren Sie die Hitze auf mittlere bis niedrige Stufe, decken Sie den Topf schief mit dem Deckel ab und lassen Sie ihn 2 ½ Stunden lang köcheln. Wenn es abgekühlt genug ist, um es zu verarbeiten, abseihen. Vollständig abkühlen lassen und das Fett von oben abschöpfen. Bei vorzeitiger Zubereitung im Kühlschrank abkühlen lassen und das feste Fett abschöpfen.

4. Reis

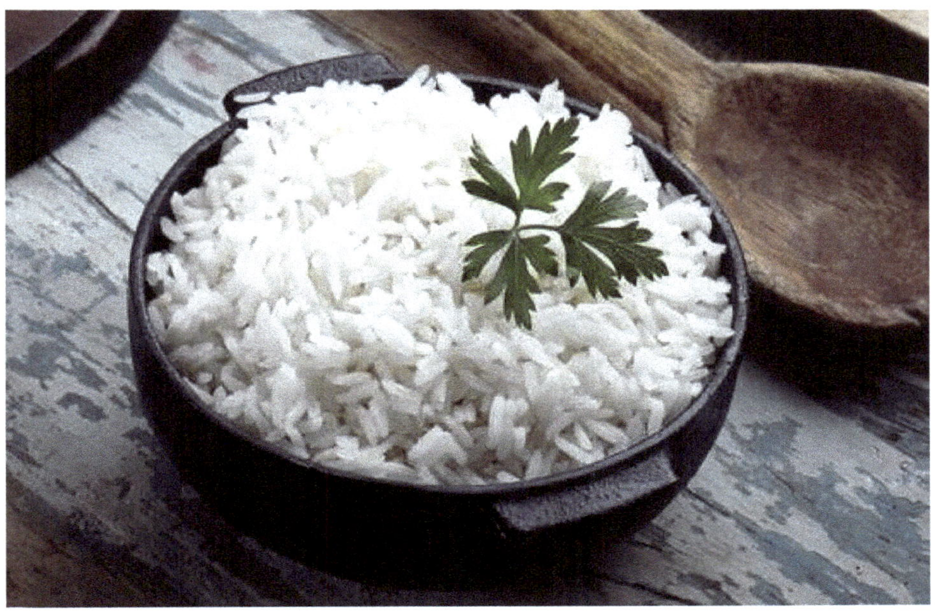

Ergibt 6–8 Portionen

ZUTATEN:
2 Tassen Wasser
2 Tassen angereicherter Langkornreis
½ Teelöffel Salz

In einem kleinen Topf mit Deckel das Wasser zum Kochen bringen. Reis und Salz hinzufügen. Die Hitze reduzieren, abdecken und bei niedrigster Hitze etwa 20 Minuten köcheln lassen, bis das Wasser aufgesogen ist. Es ist kein Rühren erforderlich.

5. Kreolisches Gewürz

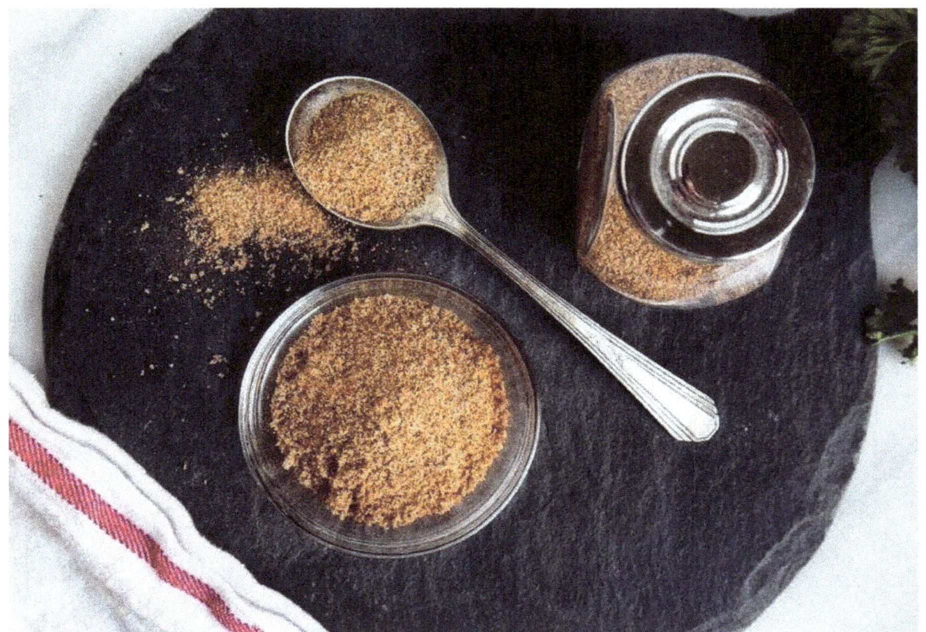

Ergibt 2 ½ Unzen
2 Esslöffel Salz
2 Teelöffel Cayennepfeffer
4 Teelöffel frisch gemahlener schwarzer Pfeffer
4 Teelöffel Knoblauchpulver
4 Teelöffel Paprika, süß oder scharf, oder nach Geschmack
4 Teelöffel Selleriesalz
2 Teelöffel Chilipulver

Alle Zutaten in einer mittelgroßen Schüssel verquirlen. In einer gereinigten 2 ½-Unzen-Gewürzflasche aufbewahren. Das Gewürz behält seine Stärke mehrere Monate lang.

GUMBO

6. <u>Rind- und Schweinefleisch-Gumbo</u>

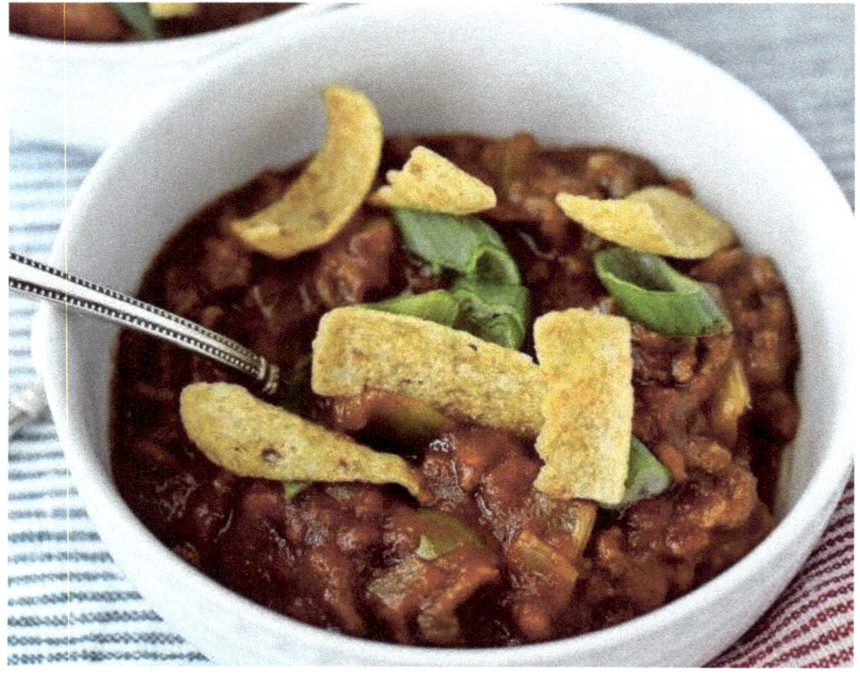

Macht: 3

ZUTATEN:

- ¼ Esslöffel Olivenöl
- ¼ Pfund. grasgefüttertes Rinderhackfleisch
- ¼ Pfund. Mett
- 1 mittelgroße Tomatillo, gehackt
- ⅛ kleine gelbe Zwiebel, gehackt
- ½ Jalapeño-Pfeffer, gehackt
- ½ Knoblauchzehe, gehackt
- ¼ (6 Unzen) Dose zuckerfreie Tomatensauce
- ¼ Esslöffel Chilipulver
- ¼ Esslöffel gemahlener Kreuzkümmel
- Salz und frisch gemahlener schwarzer Pfeffer nach Geschmack
- 1 Esslöffel Wasser
- 2 Esslöffel Cheddar-Käse, gerieben

ANWEISUNGEN:

a) Geben Sie das Öl und alle Zutaten in den Instanttopf.
b) Gut umrühren und den Deckel verschließen.
c) Stellen Sie den Herd auf „Slow Cook“ bei hohem Druck für 4 Stunden.
d) Sobald Sie fertig sind, lassen Sie den Dampf auf natürliche Weise ab und nehmen Sie den Deckel ab.
e) Heiß servieren.

7. Dutch Oven-Wurst und Hühnchen-Gumbo

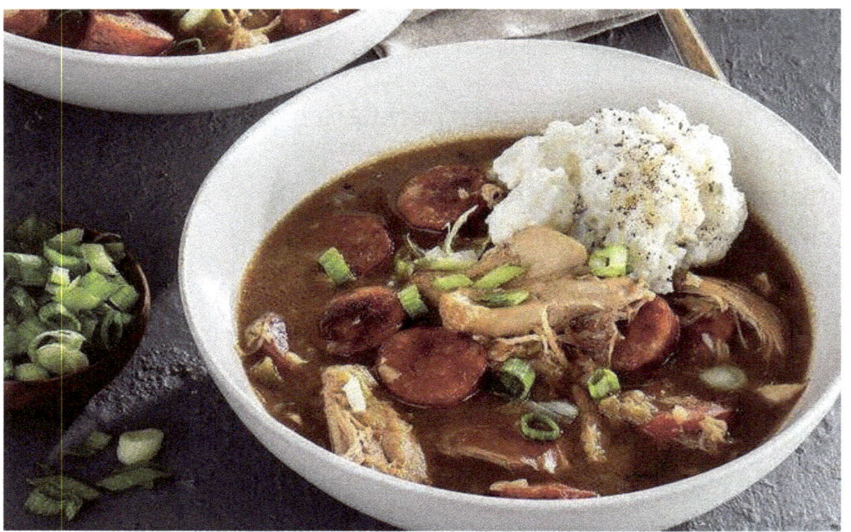

- 10 Pfund. Hühnerteile
- Frühlingszwiebeln Pfeffer
- Wasser
- gelbe oder weiße Zwiebeln
- 5 Pfund. Wurst, in mundgerechte Stücke geschnitten
- Paprika, rot und grün
- Mehlschwitze (gekochtes Mehl und Wasser)
- 4 Tassen Reis
- Cayennepfeffer
- Butter
- Sellerie
- 7 Tassen Wasser
- Salz

a) Hähnchenteile in Wasser kochen, bis sie weich sind und von den Knochen fallen.
b) Aus der Brühe nehmen, abkühlen lassen und das Huhn von den Knochen lösen.
c) Geben Sie Wurst, Sellerie, Zwiebeln und Paprika in das Wasser und würzen Sie es nach Ihrem Geschmack.
d) Köcheln lassen, bis das Gemüse weich ist, dann Hühnchen dazugeben und köcheln lassen. Für die gewünschte Dicke und Farbe mehr Mehlschwitze hinzufügen.
e) Nur mit Kohlen auf der Unterseite kochen. Reis abspülen, mit Wasser, Salz und Butter in den Schmortopf geben.
f) Abdecken und mit Kohlen darauf kochen, bis das Wasser aufgesogen ist und der Reis zart ist.
g) Reis mit Gumbo belegen und genießen.

8. Pilzbohnen-Gumbo

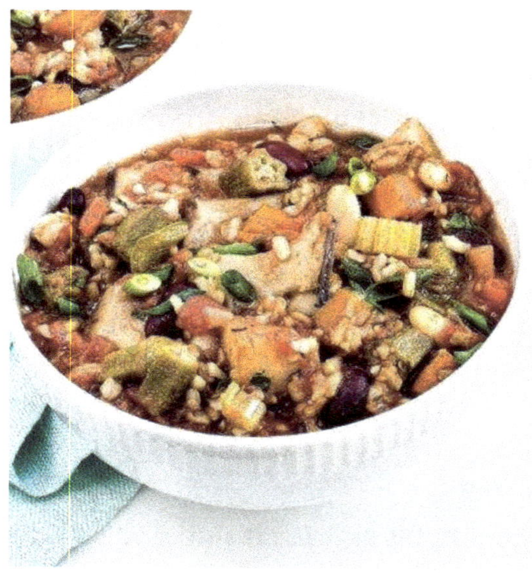

Macht: 4

ZUTATEN:

- 3 Knoblauchzehen, gehackt
- 1 Tasse Champignons, in Scheiben geschnitten
- 1 Tasse Kidneybohnen, über Nacht eingeweicht
- 1 Paprika, gehackt
- 2 EL Tamarisauce
- 2 mittelgroße Zucchini, in Scheiben geschnitten
- 2 EL Olivenöl
- 2 Tassen Gemüsebrühe

ANWEISUNGEN:

a) Alle Zutaten in den Instanttopf geben und gut umrühren.
b) Den Topf mit dem Deckel verschließen und 8 Minuten lang auf höchster Stufe garen.
c) Lassen Sie den Druck 10 Minuten lang auf natürliche Weise ablassen und lassen Sie ihn dann mit der Schnelllösemethode ab.
d) Gut umrühren und servieren.

9. Meeresfrüchte-Gumbo-Brühe

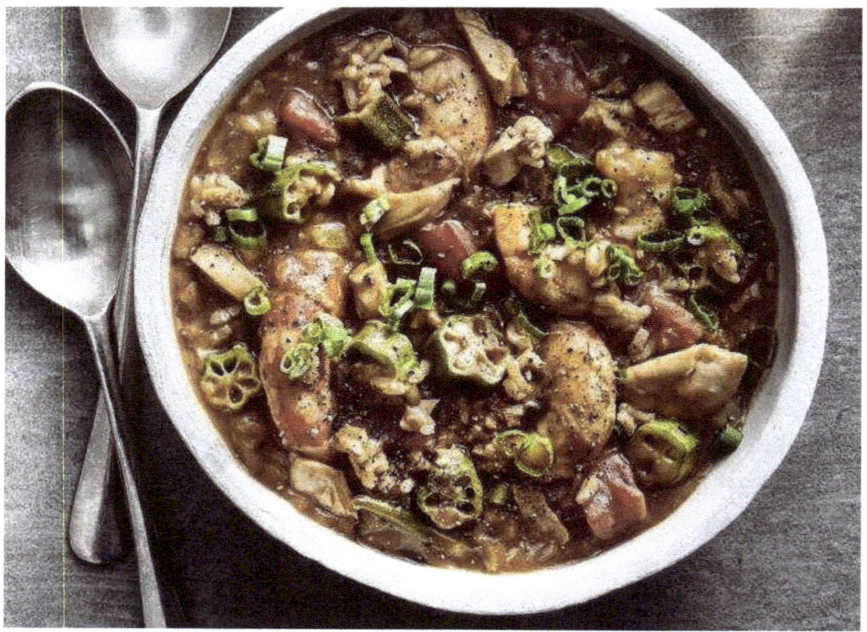

Macht: 8

ZUTATEN:

- ½ Pfund Krabbenschalen
- ½ Pfund Garnelenschalen
- 6 Tassen kaltes Wasser
- 1 Tasse trockener Weißwein
- 1 kleine Zwiebel; geviertelt
- 1 Lachskopf
- 1 Lorbeerblatt
- 3 Zweige frischer Thymian
- 5 Pfefferkörner
- 2 Knoblauchzehen
- 1 Karotte; gewürfelt

ANWEISUNGEN:

a) Geben Sie den Öllachskopf, die Krabbenschalen und die Garnelenschalen in den Instant-Topf und *sautieren* Sie sie 5 Minuten lang

b) Gießen Sie das Wasser in den Instant-Topf.

c) Alle restlichen Zutaten zum Wasser geben.

d) Schließen Sie den Deckel des Instanttopfs und drehen Sie den Druckentlastungsgriff in die *versiegelte* Position.

e) Wählen Sie die Funktion *Manuell*, stellen Sie hohen Druck ein und stellen Sie den Timer auf 48 Minuten ein

f) Wenn es piept; Lassen Sie den Dampf 10 Minuten lang auf natürliche Weise ab und öffnen Sie den Deckel des Instanttopfs.

g) Die vorbereitete Brühe durch ein Sieb abseihen und alle Feststoffe entfernen. Alle Oberflächenfette abschöpfen und heiß servieren.

10. Enten-Gumbo

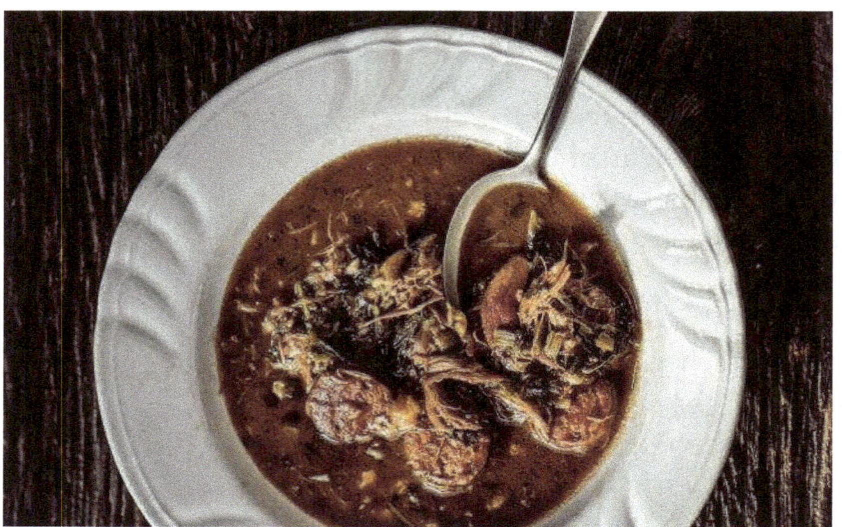

Macht: 12.

ZUTATEN:

Aktie:

- 3 große oder 4 kleine Enten
- 1 Gallone Wasser
- 1 Zwiebel, geviertelt
- 2 Rippen Sellerie
- 2Karotten 2 Lorbeerblätter 3 t. Salz
- 1 t. Pfeffer

Gumbo:

- ¾c. Mehl
- ¾c. Öl
- 2 Knoblauchzehen, gehackt
- 1 Tasse fein gehackte Zwiebeln
- ½c. fein gehackter Sellerie
- 1c. fein gehackte grüne Paprika
- 1 Pfund Okra, in ¼-Zoll-Stücke geschnitten
- 2 EL Speckfett
- 1 Pfund. rohe, geschälte Garnelen
- 1pt. Austern und Likör
- ¼c. gehackte Petersilie
- 2 c. gekochter Reis

ANWEISUNGEN:

a) Hautenten; In Wasser mit Zwiebeln, Sellerie, Lorbeerblättern, Salz und Pfeffer etwa 1 Stunde kochen oder bis das Entenfleisch zart ist. Beanspruchung; Das gesamte Fett abschöpfen und drei Viertel der Brühe aufbewahren. Bei Bedarf Hühner- oder Rinderbrühe hinzufügen, um 3 Liter Brühe zu erhalten. Entfernen Sie das Fleisch vom Kadaver und in kleine Stücke. Zurück zum Lagerbestand. Die Brühe kann am Tag vor der Gumbo-Zubereitung zubereitet werden.

b) **Für Gumbo:**In einem großen Schmortopf aus Mehl und Öl eine dunkelbraune Mehlschwitze zubereiten. Knoblauch, Zwiebeln, Sellerie und grünen Pfeffer hinzufügen; Okraschoten in Speckfett anbraten, bis die Konsistenz verschwunden ist, etwa 20 Minuten; Abfluss. In einem Suppentopf die Brühe erwärmen und die Mehlschwitze-Gemüse-Mischung langsam einrühren. Okra hinzufügen; Zugedeckt 1½ Stunden köcheln lassen. Garnelen, Austern und deren Likör hinzufügen und weitere 10 Minuten kochen lassen. Petersilie einrühren und vom Feuer nehmen. Richtig würzen und über heißem, lockerem Reis servieren.

11. Schneegans-Gumbo

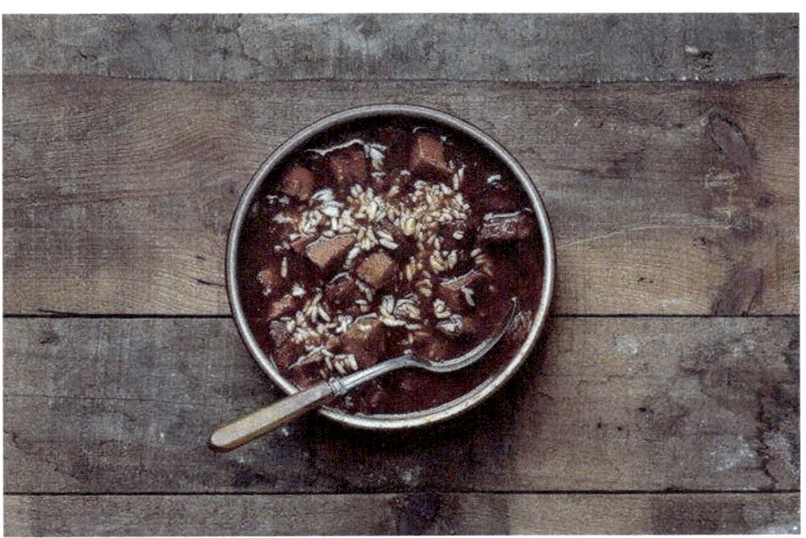

ZUTATEN:

- 4 ganze SCHNEEGÄNSE, entbeint und gehäutet
- 1 ganzes Huhn, in Würfel geschnitten
- 4 Liter Wasser
- 28 Unzen gedünstete Tomaten aus der Dose
- 1 Pfund geräucherte Wurst, gehackt
- 1 Pfund Okra, gefroren, in Scheiben geschnitten
- 2 Tassen weiße Zwiebeln, gehackt
- 2 Tassen grüne Paprika, gehackt
- 1 Tasse Öl
- 3/4 Tasse Mehl
- 3 Esslöffel kreolisches Gewürz
- 1 Esslöffel Tabasco-Sauce
- 2 Teelöffel schwarzer Pfeffer
- 1 Teelöffel Sassafrasblätter, fein gemahlen

ANWEISUNGEN:

a) In einem großen Topf das ganze Hähnchen mit Wasser bedecken (ca. 4 Liter). Kochen, bis sich das Fleisch vom Knochen löst (ca. ½ Stunde).

b) Knochen und Haut entfernen, Hühnerfleisch in der Brühe belassen und aufbewahren.

c) In einer großen Eisenpfanne Öl und Mehl vermischen, bei mittlerer Hitze kochen und unter ständigem Rühren bräunen. Dies ist, was die Cajuns eine Mehlschwitze nennen und die Grundlage vieler ihrer Lebensmittel bildet.

d) Sobald die Mehlschwitze fertig ist, fügen Sie Zwiebeln, grüne Paprika, Gänsefleisch und geräucherte Wurst hinzu. Alles etwa 10 Minuten kochen lassen. Dann alles in den großen Topf mit Hühnerbrühe geben.

e) Mit kreolischem Gewürz, schwarzem Pfeffer, Cayennepfeffer und Tabasco würzen.

f) Unter Rühren zum Kochen bringen und dann einige Stunden köcheln lassen.

g) Geschmorte Tomaten und Okra hinzufügen. 15 Minuten kochen lassen. Bei Bedarf noch etwas Wasser hinzufügen (ich mag es nicht zu dick) und bis zum Verzehr köcheln lassen. Nachdem es etwas köchelt, probieren Sie die Flüssigkeit, um zu sehen, ob mehr Würze nötig ist. Wenn Sie mehr Gewürze hinzufügen, lassen Sie es noch etwas köcheln, um die Aromen zu vermischen.

h) Etwa 5 Minuten vor dem Essen die Sasafras (Gumbo-Datei) hinzufügen und gut umrühren.

i) Übrig gebliebenes Gumbo lässt sich gut einfrieren. Nehmen Sie eine gefrorene Portion mit zum Entenlager, wenn Sie keine Zeit zum Kochen haben. Mit zunehmendem Alter wird es besser (auch würziger)!

12. Hühnchen-Okra-Gumbo

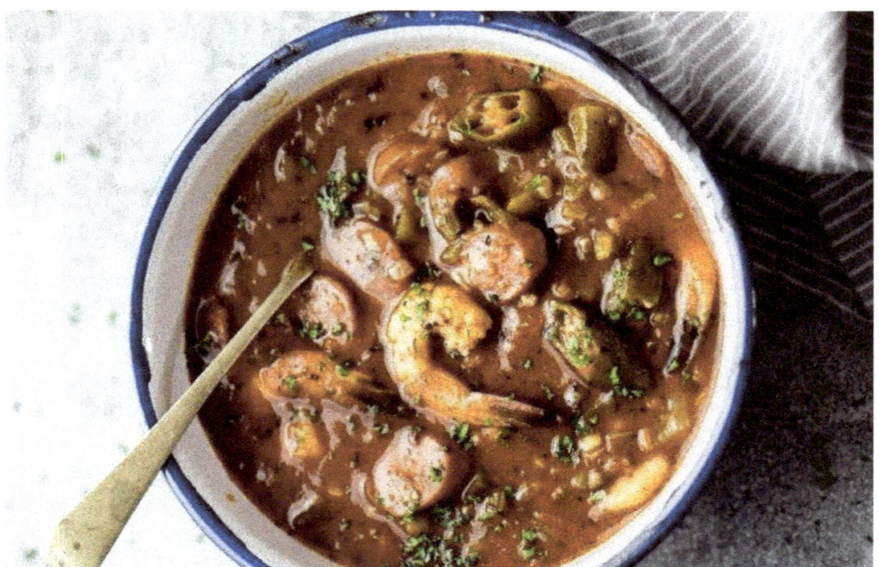

Ergibt: 8 BIS 10 PORTIONEN

ZUTATEN:

- 1¼ Tasse Pflanzenöl, geteilt
- 1 Pfund Hähnchenschenkel ohne Knochen und Haut
- 2 Teelöffel Gewürzsalz, geteilt
- 1½ Teelöffel gemahlener schwarzer Pfeffer, geteilt
- 1 Teelöffel Geflügelgewürz
- 1 Teelöffel Zwiebelpulver
- 1 Teelöffel Knoblauchpulver
- 2 Liter Hühnerbrühe, geteilt
- 1½ Tassen gehackter Sellerie
- 2 große grüne Paprika, gehackt
- 1 große gelbe Zwiebel, gehackt
- 2 Teelöffel gehackter Knoblauch
- ½ Tasse Allzweckmehl
- 1 Pfund Andouillewurst, gehackt
- 1 (14 Unzen) Dose gewürfelte Tomaten
- 3 bis 4 Lorbeerblätter
- ½ Pfund Okra, gehackt
- 1 Tasse getrocknete Garnelen
- 2 Pfund Alaska-Königskrabbe
- 1 Pfund große Garnele, geschält und entdarmt
- 2½ Teelöffel gemahlenes Gumbo-Filet
- Gehackte frische Petersilie zum Garnieren

ANWEISUNGEN:

a) In einer mittelgroßen Pfanne bei mittlerer Hitze ¼ Tasse Pflanzenöl hineingießen. Sobald das Öl heiß ist, legen Sie die Hähnchenschenkel in die Pfanne. Würzen Sie das Huhn mit 1 Teelöffel Gewürzsalz, ½ Teelöffel schwarzem Pfeffer, dem Geflügelgewürz, Zwiebelpulver und Knoblauchpulver. Braten Sie jede Seite des Hähnchens etwa 5 Minuten lang an und gießen Sie dann eine halbe Tasse Hühnerbrühe hinein. Decken Sie die Pfanne ab und lassen Sie das Huhn ca. 15 Minuten kochen, bis es vollständig durchgegart ist. Sobald das Hähnchen fertig ist, nehmen Sie es aus der Pfanne und legen es auf einen Teller.

b) In derselben Pfanne Sellerie, Paprika und Zwiebeln hinzufügen und 2 Minuten kochen lassen. Den Knoblauch dazugeben und kochen, bis das Gemüse schön glasig ist, dann den Herd ausschalten.

c) Gießen Sie in einem großen Suppentopf bei mittlerer Hitze die restliche 1 Tasse Pflanzenöl hinein. Sobald das Öl heiß ist, streuen Sie nach und nach das Mehl hinein. Ständig umrühren, um Klumpen zu vermeiden, und kochen, bis die Mehlschwitze eine erdnussbutterbraune Farbe annimmt, etwa 30 Minuten.

d) Sobald die Mehlschwitze schön braun ist, gießen Sie langsam die restliche Hühnerbrühe hinzu. Fügen Sie das gekochte Gemüse, das Huhn und die Wurst hinzu. Alles gut umrühren und mit dem restlichen 1 Teelöffel Gewürzsalz und 1 Teelöffel schwarzem Pfeffer bestreuen. Tomaten und Lorbeerblätter hinzufügen. Umrühren, abdecken und etwa 20 Minuten kochen lassen.

e) Fügen Sie die gehackte Okraschote und die getrockneten Garnelen hinzu. Umrühren, abdecken und weitere 20 Minuten köcheln lassen.

f) Fügen Sie nun die Krabbe hinzu. Stellen Sie sicher, dass die Krabben und die anderen Zutaten gut mit der Brühe bedeckt sind. Weitere 20 Minuten köcheln lassen, dann die rohen Garnelen hinzufügen. Rühren Sie die Zutaten um und reduzieren Sie die Hitze auf eine niedrige Stufe.

g) Das Gumbo Filé darüber streuen, umrühren und 7 Minuten kochen lassen. Schalten Sie die Hitze aus und lassen Sie das Gumbo ein paar Minuten ruhen. Mit Petersilie garnieren und mit gedünstetem Reis oder Maisbrot servieren.

13. Rindergumbo

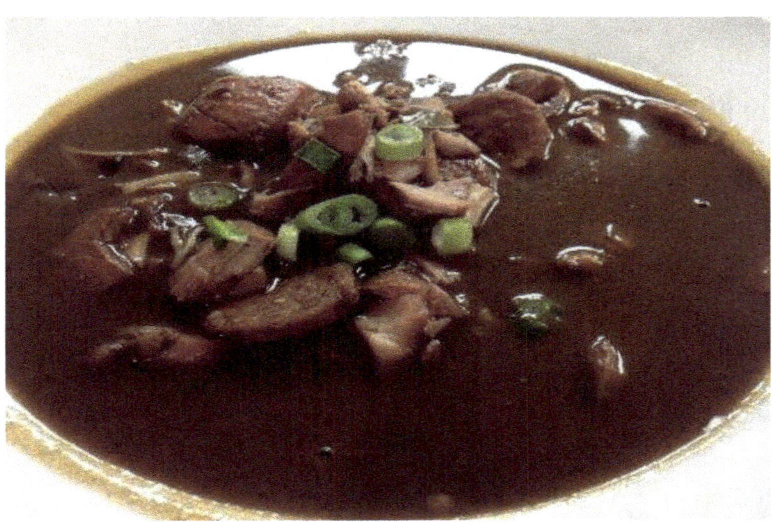

MACHT: 6 PORTIONEN

ZUTATEN:

- 2 Pfund Rindfleisch, in Stücke geschnitten
- 2 Teelöffel Salz
- 2 Teelöffel gemahlene getrocknete Garnelen
- 6 Tassen Wasser
- 2 Pfund Okra, in Scheiben geschnitten
- 1 Tasse Jamaika-Blüten
- 1 Zwiebel
- Chilis sind nicht entkernt

ANWEISUNGEN:

a) Rindfleisch in den Topf geben. Salz, getrocknete Garnelen und kochendes Wasser hinzufügen. Hitze reduzieren und ¾ Stunde köcheln lassen, dabei nach Bedarf abschöpfen. Okra hinzufügen und ca. 1 Stunde kochen, bis die Samen rötlich werden.

b) Zwiebel und Chilis hacken und unter kräftigem Rühren hinzufügen, bis eine klebrige Konsistenz entsteht.

c) 15 Minuten köcheln lassen.

14. Garnelen-Gumbo

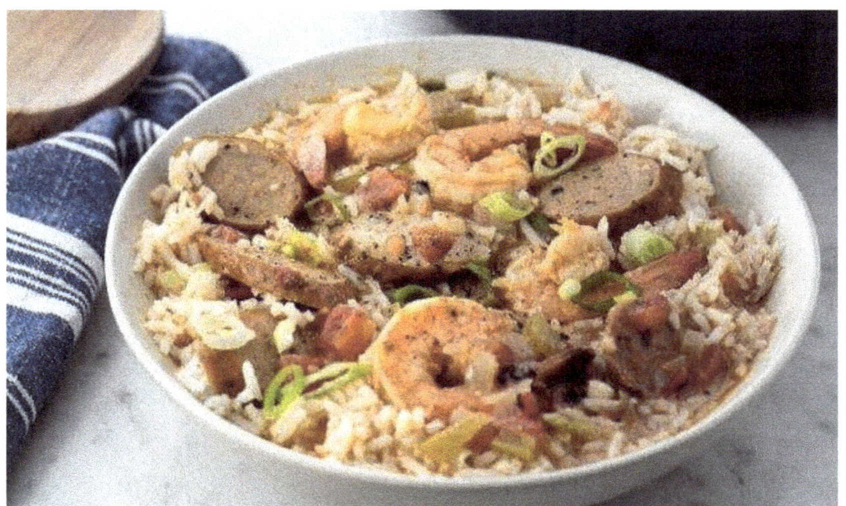

ZUTATEN:

- 1 Pfund mittelgroße Garnelen, geschält
- ½ Pfund Hähnchenbrust ohne Haut und Knochen
- ½ TasseKokosnussÖl
- 3/4 TasseMandelMehl
- 2 Tassen gehackte Zwiebeln
- 1 Tasse gehackter Sellerie
- 1 Tasse gehackter grüner Pfeffer
- 1 Teelöffel gemahlener Kreuzkümmel
- 1 Esslöffel gehackter frischer Knoblauch
- 1 Teelöffel frischer Thymian gehackt
- ½ Teelöffel roter Pfeffer
- 6 Tassen Hühnerbrühe
- 2 Tassen gewürfelte Tomaten
- 3 Tassen geschnittene Okraschoten
- ½ Tasse frische Petersilie gehackt
- 2 Lorbeerblätter
- 1 Teelöffel scharfe Soße

ANWEISUNGEN:

a) Braten Sie das Hähnchen bei starker Hitze in einem großen Topf an, bis es braun ist. Herausnehmen und beiseite stellen. Zwiebeln, Sellerie und grüne Paprika hacken und beiseite stellen.

b) Öl und Mehl in den Topf geben. Gut umrühren und anbraten, bis eine Mehlschwitze entsteht. Wenn die Mehlschwitze fertig ist, fügen Sie gehacktes Gemüse hinzu. Bei schwacher Hitze 10 Minuten anbraten.

c) Unter ständigem Rühren langsam Hühnerbrühe hinzufügen.

d) Fügen Sie Hühnchen und alle anderen Zutaten hinzu, außer Okraschoten, Garnelen und Petersilie, die für den Schluss aufbewahrt werden.

e) Abdecken und eine halbe Stunde auf niedriger Stufe köcheln lassen. Den Deckel abnehmen und eine weitere halbe Stunde kochen lassen, dabei gelegentlich umrühren.

f) Garnelen, Okra und Petersilie hinzufügen. Bei schwacher Hitze ohne Deckel 15 Minuten weitergaren.

15. Hühnchen- und Garnelen-Gumbo

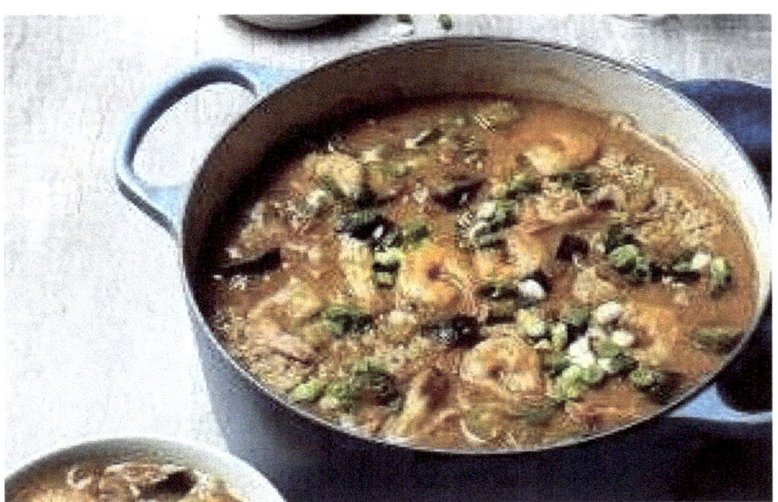

Macht: 4

ZUTATEN:

- 2 Esslöffel Rapsöl
- ¼ Tasse Allzweckmehl
- 1 mittelgroße Zwiebel, gewürfelt
- 1 grüne Paprika, entkernt und gewürfelt
- 2 Stangen Sellerie, gewürfelt
- 3 Knoblauchzehen, gehackt
- 1 Esslöffel gehackter frischer Thymian
- ¼ bis ½ Teelöffel Cayennepfeffer
- ½ Tasse trockener Weißwein
- 1 (14 Unzen) Dose gewürfelte Tomaten ohne Salzzusatz
- 2 Tassen Wasser
- 1 (10-Unzen) Packung gefrorene, in Scheiben geschnittene Okraschoten
- 4 Unzen geräucherte Andouillewurst, gewürfelt
- 1 Pfund mittelgroße Garnelen, geschält und entdarmt
- 1½ Pfund gekochte Hähnchenbrust, gewürfelt

ANWEISUNGEN:

a) Erhitzen Sie das Öl in einem großen Suppentopf oder Schmortopf bei mittlerer bis hoher Hitze. Das Mehl hinzufügen und unter ständigem Rühren kochen.

b) Zwiebel, Paprika, Sellerie und Knoblauch hinzufügen und unter gelegentlichem Rühren etwa 5 Minuten kochen, bis die Zwiebeln weich sind.

c) Thymian und Cayennepfeffer hinzufügen und noch 1 Minute kochen lassen. Den Wein einrühren und zum Kochen bringen, dabei gelegentlich umrühren.

d) Die Tomaten mit Saft, Wasser und Okra dazugeben und ohne Deckel etwa 15 Minuten köcheln lassen. Die Wurst und die Garnelen dazugeben und weitere etwa 5 Minuten köcheln lassen.

e) Das gekochte Hähnchen dazugeben und unter gelegentlichem Rühren weiter köcheln lassen, bis das Hähnchen durchgewärmt und die Garnele undurchsichtig ist.

16. Instant-Bohnen und Pilz-Gumbo

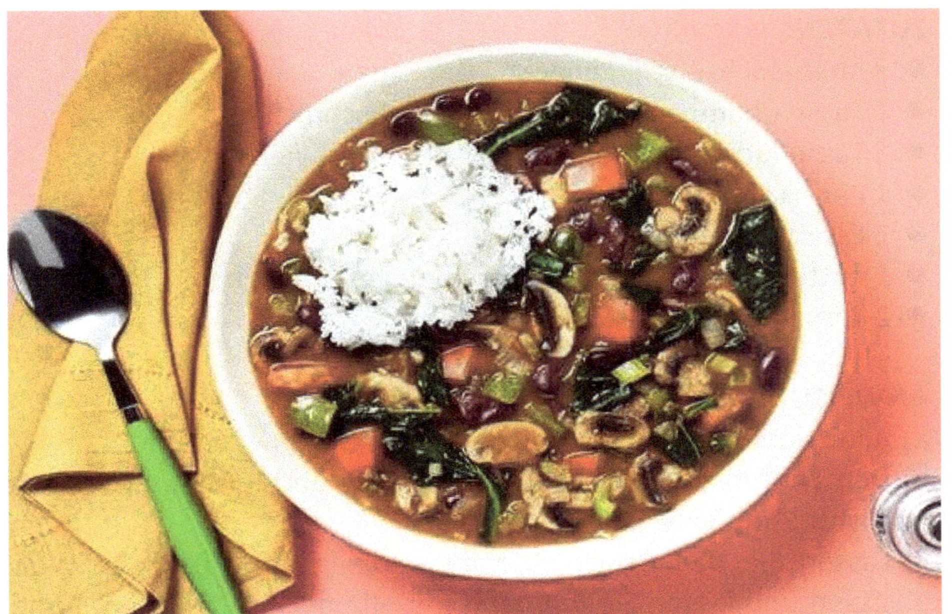

Macht: 4

ZUTATEN:

- 3 Knoblauchzehen, gehackt
- 1 Tasse Champignons, in Scheiben geschnitten
- 1 Tasse Kidneybohnen, über Nacht eingeweicht
- 1 Paprika, gehackt
- 2 Esslöffel Tamarisauce
- 2 mittelgroße Zucchini, in Scheiben geschnitten
- 2 Tassen Gemüsebrühe

ANWEISUNGEN:

a) Alle Zutaten in den Instanttopf geben und gut umrühren.

b) Den Topf mit dem Deckel verschließen und 8 Minuten lang auf höchster Stufe garen.

c) Lassen Sie den Druck 10 Minuten lang auf natürliche Weise ablassen und lassen Sie ihn dann mithilfe der Schnelllösemethode ab.

d) Gut umrühren und servieren.

17. Gumbo Z'Herbes

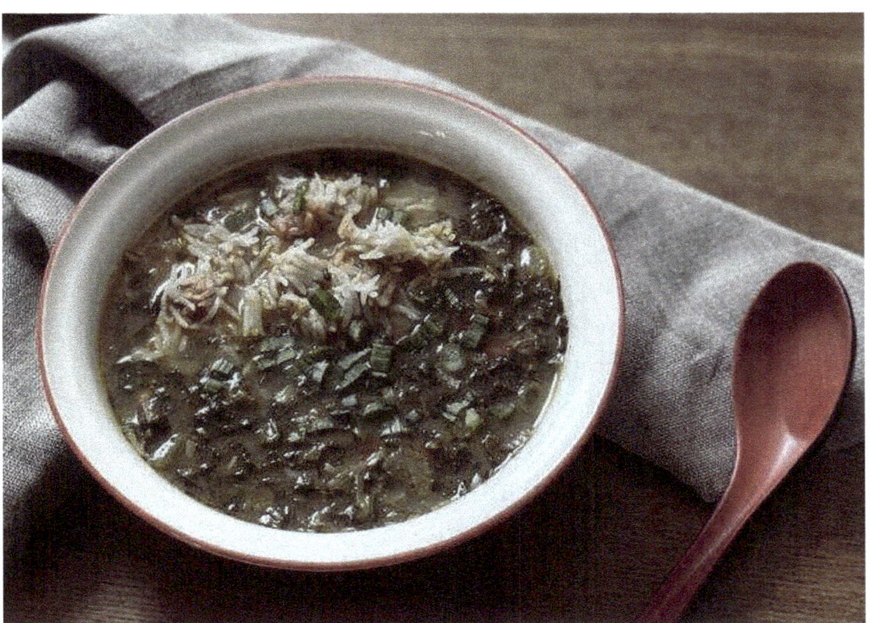

Ergibt 6 Portionen

- 1⁄4 Tasse Olivenöl
- 1 mittelgroße Zwiebel, gehackt
- 1 mittelgroße grüne Paprika, gehackt
- 1 Sellerierippe, gehackt
- 3 Knoblauchzehen, gehackt
- 1⁄4 Tasse Allzweckmehl
- 1 (14,5 Unzen) Dose gewürfelte Tomaten, abgetropft
- 1 Teelöffel getrockneter Majoran
- 1⁄4 Teelöffel gemahlener Cayennepfeffer
- 7 Tassen Gemüsebrühe
- 4 Tassen gehackter, frischer Blattspinat
- 4 Tassen gehackter Grünkohl
- 2 mittelgroße Bund Brunnenkresse, harte Stiele entfernt, gehackt
- 1 mittelgroßer Bund Chicorée
- Salz und frisch gemahlener schwarzer Pfeffer
- 11⁄2 Tassen gekocht oder 1 (15,5 Unzen) Dose dunkelrote Kidneybohnen, abgetropft und abgespült
- 1 Teelöffel Tabasco-Sauce oder nach Geschmack
- 1⁄2 Teelöffel Gumbo Filé-Pulver (optional)
- 3 Tassen heiß gekochter weißer Langkornreis

a) In einem großen Suppentopf das Öl bei mittlerer Hitze erhitzen. Zwiebel, Paprika, Sellerie und Knoblauch hinzufügen. Abdecken und ca. 10 Minuten kochen lassen, bis es weich ist.
b) Das Mehl einrühren und unter ständigem Rühren kochen, bis das Mehl eine bräunliche Farbe annimmt, etwa 10 Minuten. Tomaten, Majoran, Cayennepfeffer und Brühe einrühren und zum Kochen bringen.
c) Spinat, Grünkohl, Brunnenkresse und Chicorée hinzufügen. Die Hitze auf eine niedrige Stufe reduzieren, mit Salz und schwarzem Pfeffer abschmecken und unter gelegentlichem Rühren etwa 20 Minuten köcheln lassen, bis das Gemüse weich ist.
d) Bohnen, Petersilie und Tabasco hinzufügen und weitere 10 Minuten kochen lassen.
e) Falls gewünscht, Filé-Pulver einrühren und vom Herd nehmen.
f) Eine halbe Tasse Reis in jede flache Suppenschüssel geben, Gumbo über den Reis schöpfen und servieren.

18. Golfküste Gumbo

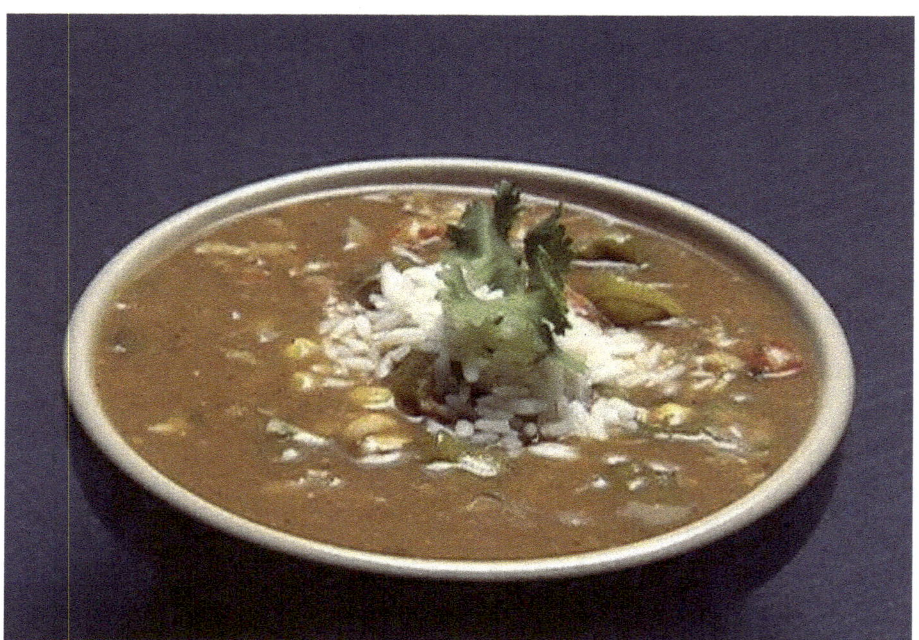

Ergibt 8 Portionen

ZUTATEN:

- 1 Tasse Pflanzenöl
- 1 ½ Tassen Allzweckmehl
- 2 ½ Tassen gehackte Zwiebel
- 1 ½ Tassen gehackter Sellerie
- 1 ½ Tassen gehackte grüne Paprika
- 3 Esslöffel gehackter Knoblauch
- 1 Teelöffel Emeril's Original Essence oder ein anderes kreolisches Gewürz
- 1 ½ Teelöffel Salz
- 1 Teelöffel frisch gemahlener schwarzer Pfeffer
- ½ Teelöffel Cayennepfeffer
- 2 Lorbeerblätter
- 1 Teelöffel getrockneter Thymian
- 1 Teelöffel getrockneter Oregano
- 1 Pfund geräucherte Wurst, in ½ Zoll dicke Scheiben geschnitten
- 1 Pfund Gumbo-Krabben, halbiert
- 10 Tassen Garnelenbrühe oder Wasser
- 1 Pfund gekochte Langustenschwänze aus Louisiana, mit etwas Fett
- 1 Pfund geschälte und entdarmte Golfgarnelen
- ½ Tasse gehackte Frühlingszwiebeln, plus mehr zum Servieren
- 1/4 Tasse gehackte frische Petersilienblätter, plus mehr zum Servieren
- Gedämpfter weißer Reis zum Servieren

ANWEISUNGEN:

a) Erhitzen Sie einen großen Schmortopf oder einen Suppentopf mit starkem Boden 1 Minute lang bei starker Hitze. Das Öl vorsichtig hinzufügen und dann das Mehl unterrühren. Reduzieren Sie die Hitze auf mittlere bis hohe Stufe und rühren Sie das Mehl ständig um, indem Sie jeden Teil des Pfannenbodens abkratzen, bis die Mehlschwitze gleichmäßig gebräunt ist und die Farbe dunkler Erdnussbutter hat (ca. 15 Minuten). Wenn das Mehl zu schnell anfängt, sich zu verfärben, reduzieren Sie die Hitze auf mittlere Stufe. Es ist wichtig, die Mehlschwitze im Auge zu behalten und sorgfältig zu kochen, um ein Anbrennen zu vermeiden. Sobald die gewünschte Farbe erreicht ist, fügen Sie Zwiebel, Sellerie, Paprika, Knoblauch, Essenz, Salz, Pfeffer, Cayennepfeffer, Lorbeerblätter, Thymian, Oregano und Wurst hinzu. Kochen Sie noch weitere 5–7 Minuten oder bis das Gemüse weich ist.

b) Die Krabben und die Brühe in den Schmortopf geben und zum Kochen bringen. Reduzieren Sie die Hitze auf ein gleichmäßiges Köcheln und kochen Sie etwa 2 Stunden lang, bis sich die Aromen vereint haben und die Soße samtig und glatt ist. Fügen Sie zusätzliche Brühe oder Wasser hinzu, wenn das Gumbo während des Kochens zu dick wird. Die Dicke eines Gumbo ist eine Frage des persönlichen Geschmacks. Manche Leute mögen ein sehr dickes Gumbo, während andere ein dünnes, brüheiges Gumbo bevorzugen. Fügen Sie die Flüssigkeitsmenge hinzu, die Ihrem Geschmack entspricht.

c) Wenn das Gumbo aromatisch ist und genau die richtige Dicke hat, rühren Sie die Langusten und Garnelen hinein und kochen Sie es noch 2–3 Minuten länger, bis die Garnelen gar sind. Frühlingszwiebeln und Petersilie unterrühren. Abschmecken und bei Bedarf nachwürzen.

d) Servieren Sie das Gumbo über Schüsseln mit gedämpftem Reis und fügen Sie nach Wunsch zusätzlich gehackte Petersilie und Frühlingszwiebeln hinzu.

19. Huhn, Garnelen und Tasso Gumbo

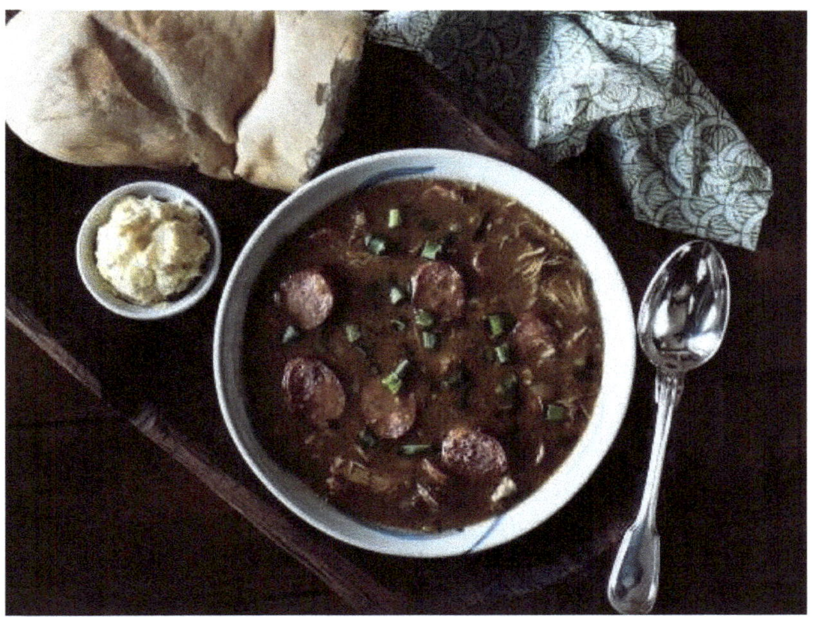

Ergibt 6–8 Portionen

ZUTATEN:

- 4 Hähnchenschenkel ohne Knochen, in 5 cm große Stücke geschnitten, mit Haut
- 2 Teelöffel koscheres Salz
- ½ Teelöffel Paprika
- ½ Teelöffel frisch gemahlener schwarzer Pfeffer
- 1 ½ Tassen Pflanzenöl
- 2 1/4 Tassen Allzweckmehl, geteilt
- 1 Pfund gewürfeltes Tasso
- 1 mittelgroße Zwiebel, klein gewürfelt
- 2 Poblano-Paprikaschoten, klein gewürfelt
- 1 kleiner Jalapeño, klein gewürfelt
- 3 Selleriestangen, gewürfelt
- 4 Knoblauchzehen, gehackt
- 2–3 Teelöffel koscheres Salz (zwei hinzufügen, abschmecken und bei Bedarf den anderen hinzufügen)
- 1 ½ Teelöffel frisch gemahlener schwarzer Pfeffer
- 1 Teelöffel Cayennepfeffer
- 1 Teelöffel Paprika
- 1 Teelöffel getrockneter Thymian
- 1 Teelöffel Filé-Pulver
- 6 Lorbeerblätter
- 1 Gallone Hühnerbrühe (oder halb Garnelenbrühe und halb Hühnerbrühe)
- 1 Pfund geschälte Louisiana-Garnelen
- Das Hähnchen mit Salz, Paprika und Pfeffer würzen.

ANWEISUNGEN:

a) Erhitzen Sie das Öl in einem 2-Gallonen-Topf mit starkem Boden auf mittlere bis hohe Hitze. Das Öl sollte leicht brutzeln, wenn es fertig ist.

b) Das Hähnchen mit einer halben Tasse Mehl bestreichen und im Öl von beiden Seiten leicht goldbraun braten, dann auf ein Papiertuch legen. Zu diesem Zeitpunkt muss es noch nicht durchgegart sein. Fügen Sie überschüssiges Mehl vom Würzen des Huhns zum restlichen Mehl hinzu und geben Sie es zum Öl. Bei mittlerer Hitze etwa 40 Minuten lang rühren, oder bis die Mehlschwitze tief rotbraun, aber nicht zu dunkel wird.

c) Nachdem die Mehlschwitze die richtige Farbe erreicht hat, fügen Sie das Tasso, das Gemüse und alle Gewürze hinzu (behalten Sie ein wenig Salz bei, da manche Tassos schärfer sind als andere) und kochen Sie es etwa 4 Minuten lang.

d) Die Brühe einrühren und zum Kochen bringen. Achten Sie darauf, den Boden des Topfes umzurühren, während das Gumbo köchelt, damit es nicht klebt. Etwa 30 Minuten köcheln lassen und dabei das gesamte Fett abschöpfen, das an die Oberfläche steigt.

e) An dieser Stelle das gekochte Hähnchen und die Garnelen hinzufügen und weitere 45 Minuten köcheln lassen, dabei noch das Fett abschöpfen, das an der Oberfläche schwimmt.

f) Sofort oder am nächsten Tag mit etwas gedünstetem Reis und einer Beilage cremigem Kartoffelsalat servieren. Chefkoch Link sagt: „Ich tunke meinen Kartoffelsalat gerne in den Gumbo.“

20. Kreolisches Gumbo

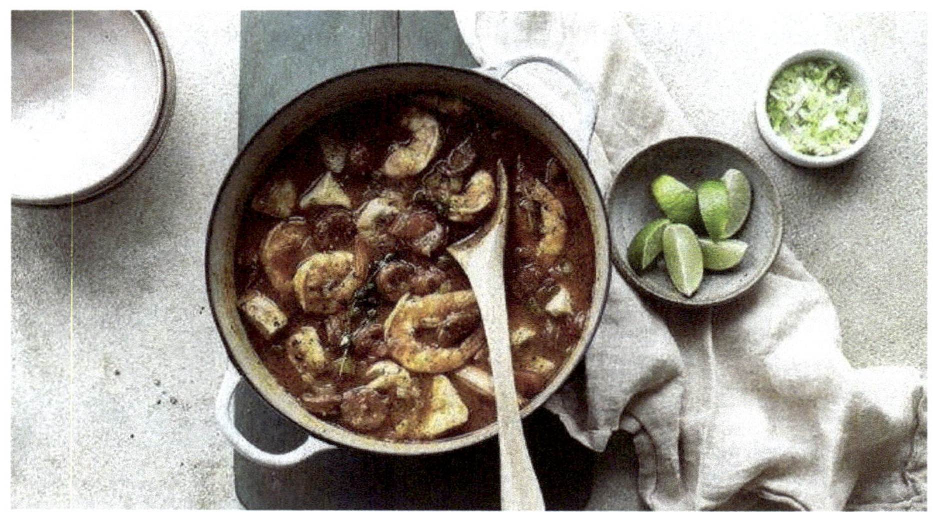

Ergibt 8–10 Portionen

ZUTATEN:

- ½ Pfund Chaurice, in mundgerechte Stücke geschnitten
- ½ Pfund geräucherte Wurst, in mundgerechte Stücke geschnitten
- ½ Pfund Rindfleischeintopf
- ½ Pfund Hühnermägen, gehackt
- 1 Pfund Gumbo-Krabben
- ½ Tasse Pflanzenöl
- ½ Tasse Allzweckmehl
- 2 große Zwiebeln, gehackt
- 3 Liter Wasser oder mehr nach Wunsch
- 8 Hähnchenflügel, an den Gelenken abschneiden und die Spitzen wegwerfen
- ½ Pfund geräucherter Schinken, in ½-Zoll-Stücke geschnitten
- 1 Esslöffel Paprika
- 1 Teelöffel getrockneter Thymian
- 1 Teelöffel Salz
- 3 Knoblauchzehen, gehackt
- 1 Pfund mittelgroße Garnelen, geschält und entdarmt
- 2 Dutzend geschälte Austern mit ihrem Schnaps
- 1/4 Tasse gehackte frische glatte Petersilie
- 1 Esslöffel Filé-Pulver
- Gekochter weißer Langkornreis zum Servieren

ANWEISUNGEN:

a) Geben Sie die Würstchen, das Rindfleisch, die Mägen und die Krabben in einen großen, schweren Topf. Abdecken und bei mittlerer Hitze 30 Minuten kochen lassen, dabei gelegentlich umrühren. Sie benötigen kein zusätzliches Fett, da das Fleisch ausreichend zum Garen austritt.

b) Während das Fleisch kocht, bereiten Sie eine Mehlschwitze zu: Erhitzen Sie das Öl in einer Pfanne, geben Sie das Mehl hinzu und rühren Sie unter ständigem Rühren bei mittlerer Hitze, bis die Mehlschwitze glatt und dunkelbraun ist. Die Zwiebeln hinzufügen und bei schwacher Hitze weich kochen. Geben Sie den Inhalt der Pfanne in den Topf mit dem Fleisch und vermischen Sie alles gut. Das Wasser langsam einrühren und zum Kochen bringen. Hähnchenflügel, Schinken, Paprika, Thymian, Salz und Knoblauch hinzufügen, vorsichtig umrühren und die Hitze reduzieren; abdecken und 45 Minuten köcheln lassen. Wenn Sie ein dünneres Gumbo bevorzugen, fügen Sie jetzt mehr Wasser hinzu.

c) Fügen Sie die Garnelen und Austern hinzu und kochen Sie sie noch einige Minuten lang. Achten Sie dabei darauf, dass die Garnelen nur noch rosa werden und die Austern sich kräuseln. Wenn Sie noch mehr kochen, werden sie zäh. Den Topf vom Herd nehmen, Petersilie und Filépulver einrühren und in Schüsseln über heißem Reis genießen.

21. Kreolisches Meeresfrüchte-Gumbo

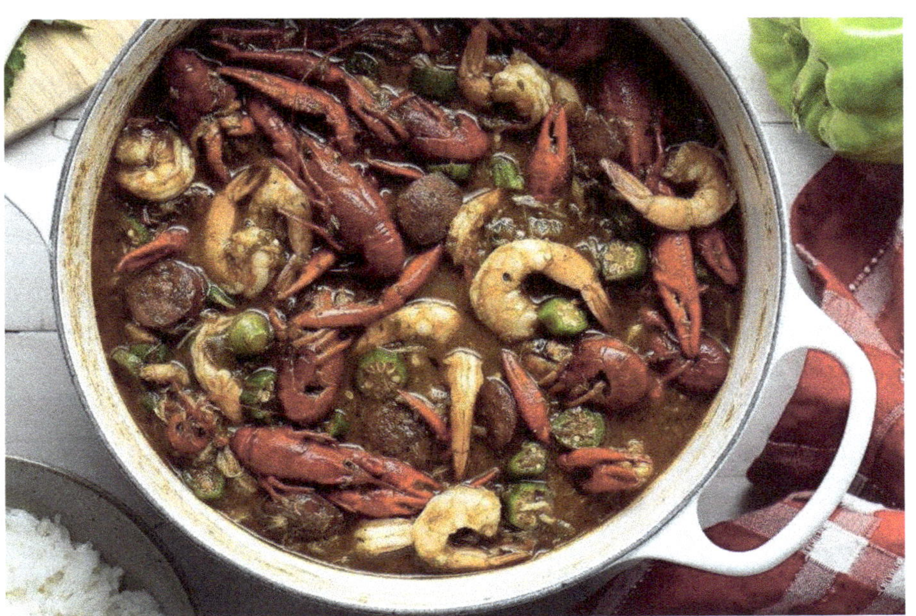

Ergibt 6–8 Portionen

ZUTATEN:

- 6 mittelblaue Krabben oder gefrorene Gumbo-Krabben, aufgetaut
- 2 ½ Pfund Garnelen in Schalen mit Köpfen
- 2 Dutzend mittelgroße bis große geschälte Austern mit ihrem Likör
- 1 Tasse plus 1 Esslöffel Raps- oder anderes Pflanzenöl, aufgeteilt
- 2 Tassen geschnittene Okraschoten, frisch oder gefroren und aufgetaut
- 1 Tasse Allzweckmehl
- 1 große Zwiebel, gehackt
- 1 Bund Frühlingszwiebeln, gehackt, weiße und grüne Teile getrennt
- 1 grüne Paprika, gehackt
- 2 Selleriestangen, gehackt
- 4 große Knoblauchzehen, gehackt
- 2 große frische Tomaten der Saison, geschält und gehackt, oder 1 (16 Unzen) gewürfelte Tomaten aus der Dose mit Saft
- 3 Lorbeerblätter
- 1 Teelöffel italienisches Gewürz
- Salz, frisch gemahlener schwarzer Pfeffer und kreolische Gewürze nach Geschmack
- 1/4 Tasse gehackte glatte Petersilie
- Gekochter weißer Langkornreis zum Servieren

ANWEISUNGEN:

a) Bereiten Sie die Krabben vor.

b) Die Garnelen entköpfen, schälen und entdarmen und die Köpfe und Schalen in einen mittelgroßen Topf geben. Fügen Sie so viel Wasser hinzu, dass die Schalen mindestens 5 cm bedeckt sind, und bringen Sie es zum Kochen. Abdecken, die Hitze reduzieren und 30 Minuten köcheln lassen. Wenn die Brühe leicht abgekühlt ist, gießen Sie sie in einen großen Messbecher und entsorgen Sie die Schalen.

c) Die Austern abseihen und den Likör in die Garnelenbrühe geben. Fügen Sie zu diesem Zeitpunkt so viel Wasser hinzu, dass 7 oder 8 Tassen Flüssigkeit entstehen (je nachdem, wie dick Sie Ihr Gumbo mögen). Überprüfen Sie die Austern auf Schalenfragmente.

d) Erhitzen Sie 1 Esslöffel Öl in einer breiten Pfanne (nicht antihaftbeschichtet) und geben Sie die Okra hinzu. Bei mittlerer Hitze unter gelegentlichem Rühren ca. 15 Minuten anbraten, bis die gesamte Klebrigkeit verschwindet. Vom Herd nehmen.

e) Das restliche Öl in einem großen, schweren Topf bei starker Hitze erhitzen; Fügen Sie das Mehl hinzu und rühren Sie ständig um, bis die Mehlschwitze anfängt zu bräunen. Reduzieren Sie die Hitze auf mittlere oder mittlere bis niedrige Stufe und kochen Sie unter ständigem Rühren, bis die Mehlschwitze die Farbe dunkler Schokolade hat.

f) Die Zwiebeln, die weißen Teile der Frühlingszwiebeln, die Paprika und den Sellerie dazugeben und unter Rühren glasig dünsten. Den Knoblauch hinzufügen und noch eine Minute kochen lassen. Fügen Sie die Tomaten und die Kombination aus Austernlikör, Garnelenbrühe und Wasser hinzu, bis eine leicht eingedickte und glatte Konsistenz erreicht ist.

g) Okraschoten, Krabben, Lorbeerblätter und italienische Gewürze hinzufügen und mit Salz, Pfeffer und kreolischen Gewürzen würzen. abdecken und 40 Minuten köcheln lassen.

h) Die Garnelen dazugeben und weitere 5 Minuten köcheln lassen. Die Austern dazugeben und etwa 3 Minuten köcheln lassen, bis sie sich kräuseln.

i) Schalten Sie den Herd aus, entfernen Sie die Lorbeerblätter und rühren Sie den Großteil der Frühlingszwiebelspitzen und der Petersilie unter, lassen Sie etwas zum Garnieren übrig. In Schüsseln über dem Reis servieren. Krabbenstücke in jede Schüssel geben und mit Zwiebelspitzen und Petersilie garnieren. Bieten Sie Krabben- oder Nussknacker für die Beine an.

22. Hühnchen und Andouille-Gumbo

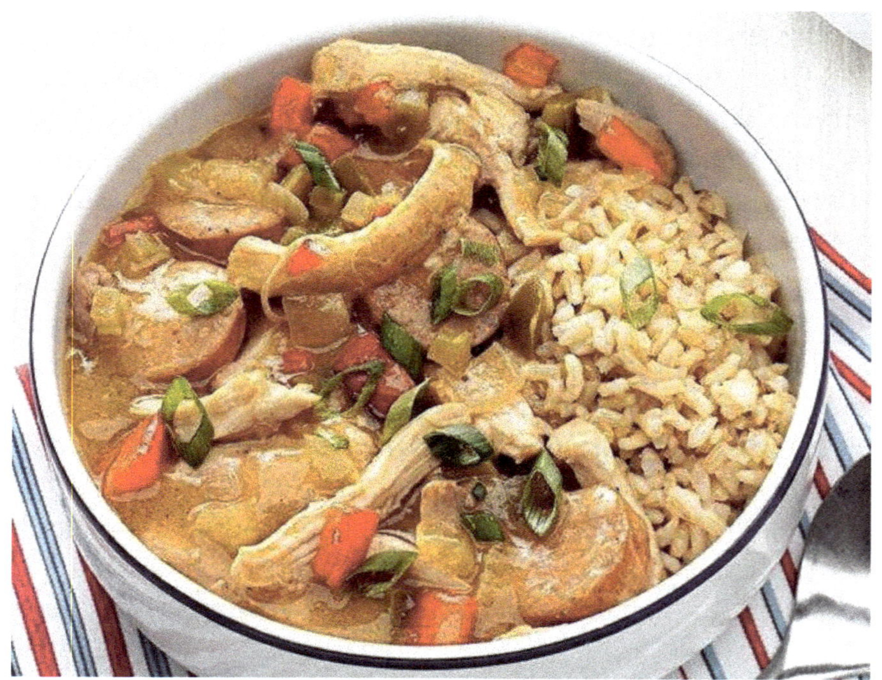

Ergibt 6–8 Portionen

ZUTATEN:

- 2 Pfund Hähnchenschenkel ohne Knochen, in mundgerechte Stücke geschnitten, oder 1 ganzes Hähnchen, in Stücke geschnitten
- 1 Pfund Andouillewurst, in mundgerechte Stücke geschnitten
- 2 Esslöffel plus ½ Tasse Pflanzenöl, geteilt
- 3/4 Tasse Allzweckmehl
- 1 große Zwiebel, gehackt
- 1 Bund Frühlingszwiebeln, gehackt, weiße und grüne Teile getrennt
- 1 grüne Paprika, gehackt
- 2 Selleriestangen, gehackt
- 4 Knoblauchzehen, gehackt
- 6 Tassen Hühnerbrühe
- 2 Lorbeerblätter
- 1 Teelöffel kreolisches Gewürz
- Salz und frisch gemahlener schwarzer Pfeffer nach Geschmack

1/3 Tasse gehackte glatte Petersilie

ANWEISUNGEN:

a) Gekochter weißer Langkornreis zum Servieren

b) In einem großen, schweren Topf das Hähnchen und die Andouille in 2 Esslöffeln Öl anbraten. Das Fleisch aus dem Topf nehmen und beiseite stellen.

c) Das restliche Öl und das Mehl in den Topf geben und bei starker Hitze ständig rühren, bis die Mehlschwitze anfängt zu bräunen. Reduzieren Sie die Hitze auf mittlere oder mittlere bis niedrige Stufe und kochen Sie unter ständigem Rühren, bis die Mehlschwitze die Farbe dunkler Schokolade hat.

d) Die Zwiebeln, die weißen Teile der Frühlingszwiebeln, die Paprika, den Sellerie und den Knoblauch hinzufügen und bei schwacher Hitze etwa 5 Minuten anbraten. Nach und nach die Hühnerbrühe einrühren. Lorbeerblätter und kreolische Gewürze hinzufügen und mit Salz und Pfeffer würzen. abdecken und etwa 45 Minuten bis 1 Stunde kochen lassen.

e) Die Frühlingszwiebeln und die Petersilie dazugeben und die Lorbeerblätter entfernen. In Schüsseln über dem Reis mit scharfer Soße und heißem Baguette servieren.

23. Garnelen und Okra-Gumbo

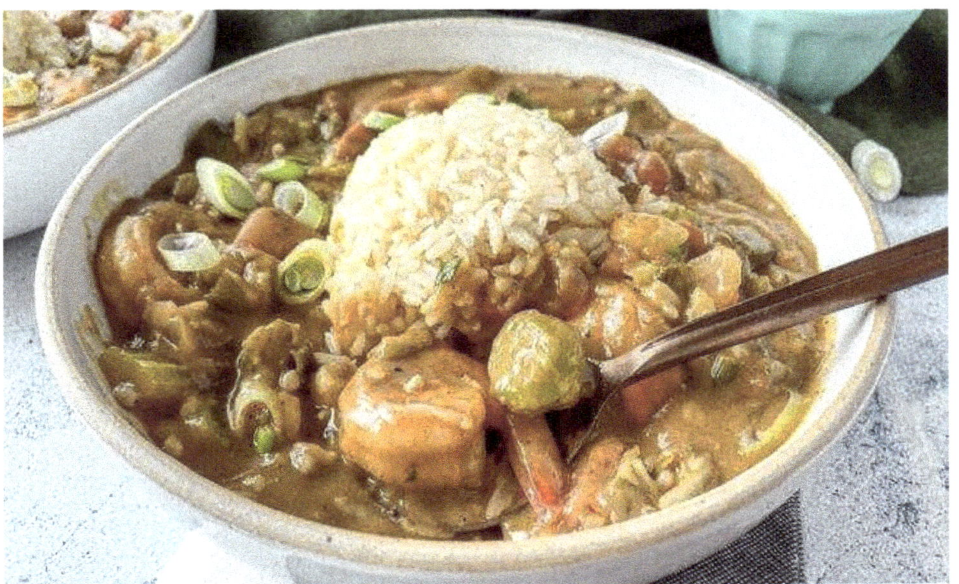

Ergibt 8 Portionen

ZUTATEN:

- 3 Pfund kleine bis mittelgroße Garnelen in Schalen mit Köpfen oder 1 ½ Pfund geschälte und entdarmte gefrorene Garnelen, aufgetaut
- 1 Pfund frische Okraschoten, in 1/4-Zoll-Stücke geschnitten, oder gefrorene geschnittene Okraschoten, aufgetaut
- 1 Esslöffel plus ½ Tasse Pflanzenöl, geteilt
- ½ Tasse Allzweckmehl
- 1 große Zwiebel, gehackt
- 1 Bund Frühlingszwiebeln, gehackt, weiße und grüne Teile getrennt
- 1 grüne Paprika, gehackt
- 2 Selleriestangen, gehackt
- 3 große Knoblauchzehen, gehackt
- 1 (14,5 Unzen) Dose gewürfelte Tomaten
- 2 Liter Garnelenbrühe oder Wasser
- 1 ½ Teelöffel kreolisches Gewürz
- 2 Lorbeerblätter
- ½ Teelöffel getrockneter Thymian
- 1/4 Tasse gehackte glatte Petersilie
- Gekochter weißer Langkornreis zum Servieren
- französisches Brot

ANWEISUNGEN:

a) Wenn Sie frische Garnelen verwenden, entfernen Sie den Kopf, schälen und entdarmen Sie sie und geben Sie die Schalen und Köpfe in einen mittelgroßen Topf. Fügen Sie so viel Wasser hinzu, dass die Schalen mindestens 5 cm bedeckt sind, und bringen Sie es zum Kochen. Abdecken, die Hitze reduzieren und 30 Minuten köcheln lassen. Wenn die Brühe leicht abgekühlt ist, gießen Sie sie in einen großen Messbecher und entsorgen Sie die Schalen.

b) Wenn Sie frische Okraschoten verwenden, erhitzen Sie 1 Esslöffel Öl in einer mittelgroßen bis großen Pfanne. Bei mittlerer

Hitze die Okraschoten unter gelegentlichem Rühren kochen, bis die zähe Flüssigkeit verschwindet. Beiseite legen.

c) Das restliche Öl in einem großen, schweren Topf bei starker Hitze erhitzen. Fügen Sie das Mehl hinzu und rühren Sie ständig um, bis die Mehlschwitze anfängt zu bräunen. Reduzieren Sie die Hitze auf mittlere Stufe und kochen Sie unter ständigem Rühren, bis die Mehlschwitze die Farbe von Milchschokolade hat. Die Zwiebeln und die weißen Teile der Frühlingszwiebeln dazugeben und unter Rühren kochen, bis die Zwiebeln zu karamellisieren beginnen. Paprika und Sellerie hinzufügen und kochen, bis sie zusammengefallen sind. Den Knoblauch hinzufügen und noch eine Minute kochen lassen.

d) Die Tomaten hinzufügen und nach und nach die Brühe oder das Wasser einrühren. Alle Gewürze außer der Petersilie hinzufügen, die Hitze reduzieren, abdecken und 30 Minuten köcheln lassen. Die Garnelen dazugeben und etwa 10 Minuten köcheln lassen, bis die Garnelen rosa werden. Vom Herd nehmen, Frühlingszwiebeln und Petersilie dazugeben und die Lorbeerblätter entfernen.

e) In Schüsseln über heißem Reis und heißem Baguette servieren.

24. Super Gumbo

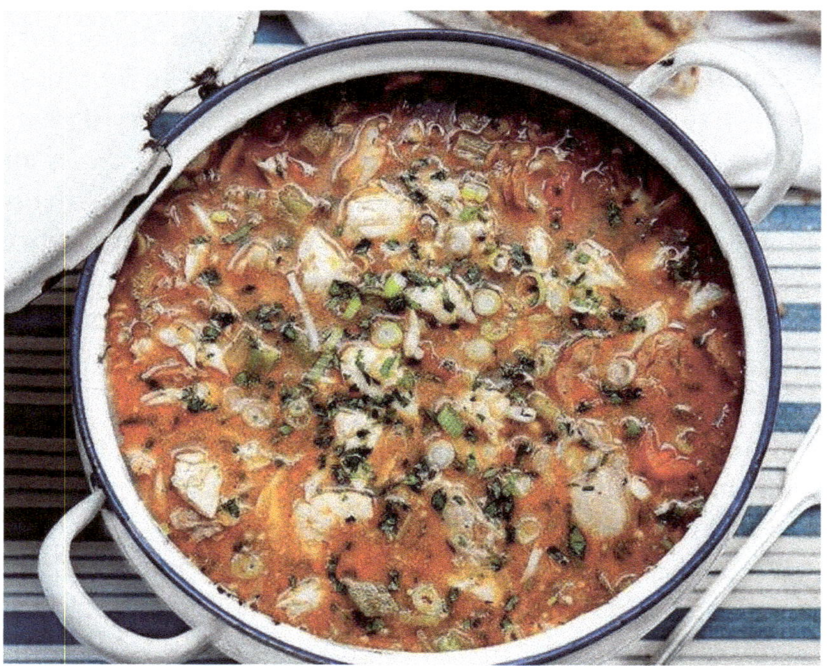

Ergibt 10–12 Portionen

ZUTATEN:

- 2 Pfund Garnelen in Schalen mit Köpfen
- 1 Pfund frische oder gefrorene Gumbo-Krabben, aufgetaut, wenn sie gefroren sind
- 6 Stück Hähnchen (z. B. Keulen und Oberschenkel)
- Salz, Pfeffer und kreolische Gewürze nach Geschmack
- 1 Pfund frische Okraschoten, in Stücke geschnitten, oder gefrorene geschnittene Okraschoten, aufgetaut
- 1 Esslöffel plus 1 Tasse Pflanzenöl, geteilt
- 1 Tasse Allzweckmehl
- 1 große Zwiebel, gehackt
- 1 Bund Frühlingszwiebeln, gehackt, weiße und grüne Teile getrennt
- 1 grüne Paprika, gehackt
- 2 Selleriestangen, gehackt
- 4 Knoblauchzehen, gehackt
- ½ Pfund Andouille oder eine andere geräucherte Wurst, der Länge nach vierteln und in 0,6 cm dicke Scheiben schneiden
- 2 frische Tomaten, gewürfelt, oder 1 (14,5 Unzen) Dose gewürfelte Tomaten
- 2 Esslöffel Tomatenmark
- 9 Tassen Meeresfrüchte oder Hühnerbrühe oder eine Kombination aus beidem
- 3 Lorbeerblätter
- ½ Teelöffel kreolisches Gewürz
- 1 Teelöffel Salz
- Mehrere Umdrehungen einer schwarzen Pfeffermühle
- 2 Esslöffel gehackte glatte Petersilie
- Gekochter weißer Langkornreis zum Servieren

ANWEISUNGEN:

a) Die Garnelen entköpfen, schälen und entdarmen und die Köpfe und Schalen in einen mittelgroßen Topf geben. Fügen Sie so viel Wasser hinzu, dass die Schalen mindestens 5 cm bedeckt sind, und bringen Sie es zum Kochen. Abdecken, Hitze reduzieren und 30 Minuten köcheln lassen. Wenn die Brühe leicht abgekühlt ist, gießen Sie sie in einen großen Messbecher und entsorgen Sie die Schalen.

b) Entfernen Sie alles außer den Schalen, die das Krabbenfleisch enthalten, von den Krabben und lassen Sie die Beine dran und das gelbe und orangefarbene Fett an Ort und Stelle. Wenn Teile der Schale gereinigt werden müssen, tun Sie dies mit einem Schwamm.

c) Die Hähnchenteile abspülen, trocknen und großzügig mit Salz, Pfeffer und kreolischen Gewürzen bestreuen.

d) In einer mittelgroßen Pfanne 1 Esslöffel Pflanzenöl erhitzen; Fügen Sie die Okra hinzu und kochen Sie sie bei starker Hitze unter häufigem Rühren, bis sie leicht zu bräunen beginnt. Reduzieren Sie die Hitze auf mittlere Stufe und kochen Sie weiter, bis die klebrige Flüssigkeit verschwindet.

e) In einem großen, schweren Topf 2 Esslöffel des restlichen Öls erhitzen und die Hähnchenteile von allen Seiten anbraten. Das Hähnchen herausnehmen und beiseite stellen.

f) Das restliche Öl und das Mehl in den Topf geben und bei starker Hitze rühren, bis die Mehlschwitze hellbraun wird. Reduzieren Sie die Hitze auf mittlere Stufe und kochen Sie unter ständigem Rühren, bis die Mehlschwitze dunkelbraun ist (die Farbe von Erdnussbutter oder etwas dunkler). Achten Sie darauf, es nicht zu verbrennen.

g) Die Zwiebeln, die weißen Teile der Frühlingszwiebeln, die Paprika und den Sellerie dazugeben und unter Rühren glasig dünsten. Den Knoblauch hinzufügen und noch eine Minute kochen lassen. Wurst, Tomaten und Tomatenmark hinzufügen und weitere 5 Minuten kochen lassen. Nach und nach die Brühe unterrühren.

h) Alle Gewürze außer der Petersilie hinzufügen. Zum Kochen bringen, dann die Hitze reduzieren und köcheln lassen. Abdecken und etwa 1 Stunde und 20 Minuten kochen lassen, dabei gelegentlich umrühren und das Fett von der Oberseite abschöpfen. Garnelen, Petersilie und Frühlingszwiebeln dazugeben, die Hitze erhöhen und einige Minuten kochen lassen, bis die Garnelen rosa werden. Abschmecken, die Gewürze anpassen und die Lorbeerblätter entfernen.

i) In Schüsseln über dem gekochten Reis servieren.

25. Cajun Hen Gumbo

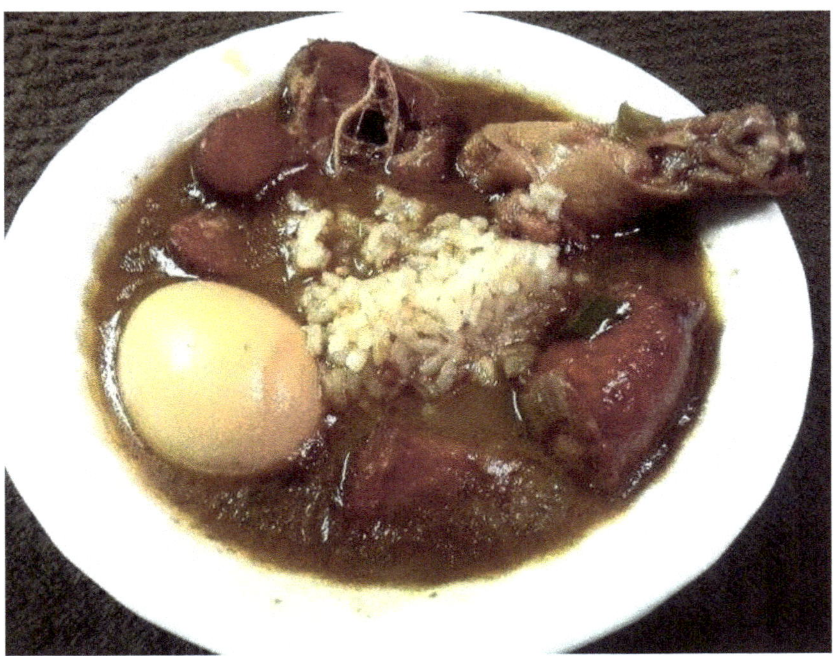

Ergibt 6–8 Portionen

ZUTATEN:

- 1 (5 bis 6 Pfund) Henne
- Salz, frisch gemahlener schwarzer Pfeffer und Cayennepfeffer nach Geschmack
- 3/4 Tasse Pflanzenöl, geteilt
- ½ Pfund Andouillewurst, in ½-Zoll-Stücke geschnitten
- ½ Pfund Tasso, in ½-Zoll-Stücke geschnitten
- 3/4 Tasse Allzweckmehl
- 2 mittelgroße Zwiebeln, gehackt
- 6 Frühlingszwiebeln, gehackt, weiße und grüne Teile getrennt
- 1 grüne Paprika, gehackt
- 3 Selleriestangen, gehackt
- 1 Esslöffel gehackter Knoblauch
- 6 ½ Tassen Hühnerbrühe oder Wasser oder eine Kombination aus beidem
- 3 Lorbeerblätter
- Kreolische Gewürze nach Geschmack
- 3 Esslöffel gehackte glatte Petersilie
- Gekochter weißer Langkornreis zum Servieren

ANWEISUNGEN:

a) Schneiden Sie das Huhn in Stücke, so wie Sie ein Huhn schneiden würden. Da die Brust groß ist, schneiden Sie sie in drei Teile. Verwenden Sie das Rückgrat und alle Innereien, außer der Leber. Spülen, trocknen und von allen Seiten großzügig mit Salz und Pfeffer bestreuen.

b) In einem sehr großen, schweren Topf 1/4 Tasse Öl erhitzen und das Huhn von allen Seiten gut anbraten. Das Huhn aus dem Topf nehmen und beiseite stellen.

c) Das restliche Öl und das Mehl in den Topf geben und bei starker Hitze ständig rühren, bis die Mehlschwitze hellbraun wird. Reduzieren Sie die Hitze auf mittlere Stufe und kochen Sie unter ständigem Rühren, bis die Mehlschwitze dunkelbraun ist (die Farbe von Milchschokolade oder etwas dunkler).

d) Reduzieren Sie die Hitze auf niedrig; Die Zwiebeln, die weißen Teile der Frühlingszwiebeln, die Paprika, den Sellerie und den Knoblauch dazugeben und glasig dünsten. Nach und nach die Brühe und/oder das Wasser einrühren. Die Lorbeerblätter hinzufügen und mit kreolischen Gewürzen würzen, abdecken und 3 Stunden köcheln lassen, dabei gelegentlich umrühren. Während das Gumbo kocht, das Fett von der Oberfläche abschöpfen. Sie können bis zu 1 Tasse Fett abschöpfen.

e) Wenn das Gumbo gar und das Huhn zart ist, entfernen Sie die Lorbeerblätter und rühren Sie die Frühlingszwiebelspitzen und die Petersilie unter. In Schüsseln über dem Reis servieren.

26. Wachtel-Gumbo

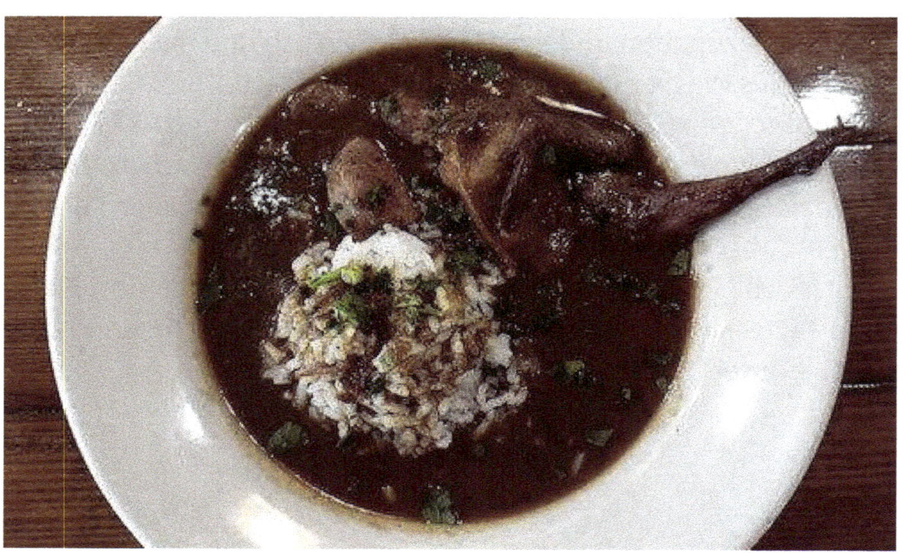

Ergibt 8 Portionen

ZUTATEN:

- 8 frische Wachteln oder gefroren, aufgetaut
- Salz und frisch gemahlener schwarzer Pfeffer nach Geschmack
- 1 Pfund Boudin oder etwa 4 Tassen hausgemachtes Jambalaya
- 3/4 Tasse Pflanzenöl
- 3/4 Tasse Allzweckmehl
- 1 große Zwiebel, gehackt
- 3 Frühlingszwiebeln, gehackt, weiße und grüne Teile getrennt
- 1 grüne Paprika, gehackt
- 4 große Knoblauchzehen, gehackt
- 1/4 Pfund Tasso- oder Andouillewurst (oder eine andere geräucherte Wurst), in mundgerechte Stücke geschnitten
- 2 Esslöffel Tomatenmark
- 6 Tassen hausgemachte Hühnerbrühe oder Hühnerbrühe aus der Dose
- 1 Teelöffel getrockneter Thymian
- 3 Lorbeerblätter
- ½ Teelöffel kreolisches Gewürz
- ½ Teelöffel Selleriesalz
- 3 Esslöffel gehackte glatte Petersilie

ANWEISUNGEN:

a) Spülen Sie die Wachtel ab und entfernen Sie alle restlichen Federn. Gut trocknen und innen und außen mit Salz und Pfeffer würzen. Wenn Sie Boudin verwenden, entfernen Sie es aus den Hüllen. Füllen Sie jede Wachtel mit etwa 4 Esslöffeln Boudin oder Jambalaya und binden Sie eine Schnur von hinten nach vorne um jede Wachtel. Kreuzen Sie dabei die Beine, um die Füllung festzuhalten.

b) In einem breiten, schweren Topf 3 Esslöffel Öl erhitzen und die Wachteln vorsichtig von allen Seiten leicht anbraten, dabei hin und her bewegen, damit die Haut nicht festklebt. Die Wachteln aus dem Topf nehmen und beiseite stellen.

c) Geben Sie das restliche Öl und das Mehl in den Topf und rühren Sie unter ständigem Rühren bei mittlerer bis hoher Hitze, bis die Mehlschwitze anfängt zu bräunen. Reduzieren Sie die Hitze auf mittlere Stufe und kochen Sie unter ständigem Rühren, bis die Mehlschwitze die Farbe von Erdnussbutter hat.

d) Reduzieren Sie die Hitze auf eine niedrige Stufe, fügen Sie die Zwiebeln und die weißen Teile der Frühlingszwiebeln hinzu und lassen Sie sie etwa 5 Minuten lang karamellisieren. Die Paprika dazugeben und kochen, bis sie zusammengefallen ist. Den Knoblauch hinzufügen und noch 1 Minute kochen. Tomatenmark und Tasso hinzufügen und noch ein paar Minuten kochen lassen. Nach und nach die Brühe einrühren, gefolgt von allen Gewürzen außer den Frühlingszwiebeln und der Petersilie. Zum Kochen bringen und dann die Hitze auf mittlere bis niedrige Stufe reduzieren.

e) Die Wachteln wieder in den Topf geben, abdecken und 30 Minuten köcheln lassen. Wenn Sie fertig sind, fügen Sie die Frühlingszwiebeln hinzu und entfernen Sie die Lorbeerblätter.

f) Zum Servieren 1 Wachtel in jede Schüssel Gumbo geben und mit Petersilie bestreuen.

27. Gumbo z'Herbes

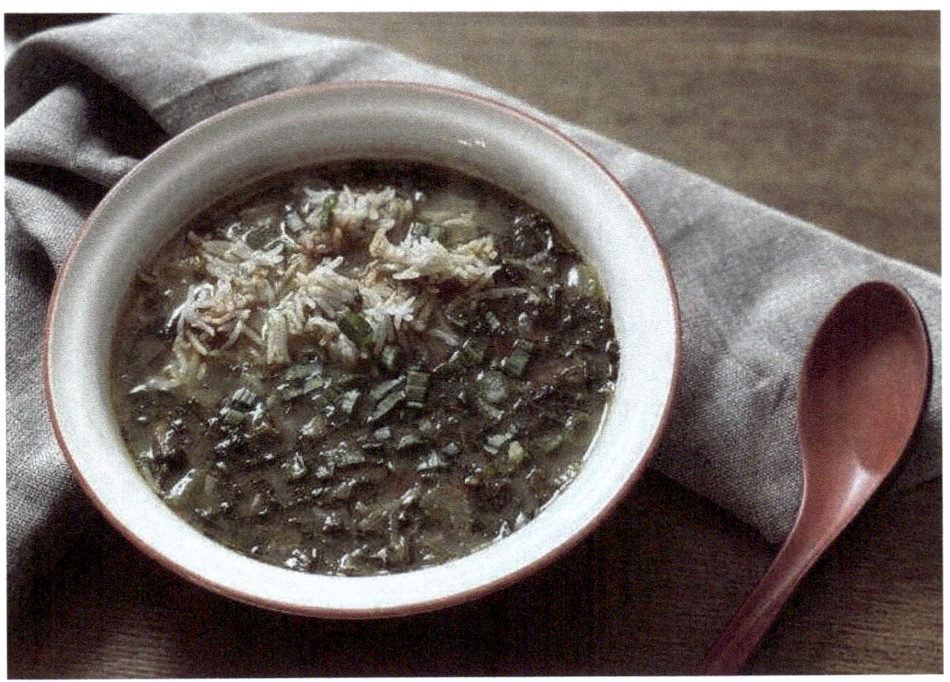

Ergibt 8 Portionen

ZUTATEN:

- 1 kleiner Schinkenknochen oder ½ Pfund geräucherte Schinkenwürfel
- 1 Pint geschälte Austern mit ihrem Schnaps
- ½ Tasse Pflanzenöl
- ½ Tasse Allzweckmehl
- 1 große Zwiebel, gehackt
- 3 Frühlingszwiebeln, gehackt
- 3 Selleriestangen, gehackt
- 3 Knoblauchzehen, gehackt
- ½ Teelöffel kreolisches Gewürz
- 3 Lorbeerblätter
- ½ Teelöffel getrockneter Thymian
- 1 Esslöffel Zucker
- 2 Tassen gereinigtes und grob gehacktes Senfgrün
- 2 Tassen gereinigtes und grob gehacktes Rübengrün
- 4 Tassen gereinigter und grob gehackter Grünkohl
- 4 Tassen Spinat
- 1 Bund glatte Petersilie
- ½ kleiner Kohl, gehackt oder geraspelt
- 2 Tassen Endivie, in Stücke gerissen
- Salz und frisch gemahlener schwarzer Pfeffer nach Geschmack
- Gekochter weißer Langkornreis zum Servieren

ANWEISUNGEN:

a) Wenn Sie einen Schinkenknochen verwenden, lassen Sie ihn in einem großen Topf in 2 Liter Wasser zugedeckt 2 Stunden lang köcheln, oder bis das Fleisch fast vom Knochen fällt. Wenn das Fleisch kühl genug zum Anfassen ist, lösen Sie es vom Knochen und legen Sie es beiseite. Entsorgen Sie den Knochen und bewahren Sie die Brühe auf (Sie benötigen etwa 7 Tassen).

b) Die Austern abseihen, den Likör auffangen und auf Schalenfragmente prüfen. Sie sollten etwa eine halbe Tasse Alkohol haben.

c) In einem sehr großen, schweren Topf Öl und Mehl vermischen und bei starker Hitze rühren, bis die Mehlschwitze anfängt zu bräunen. Reduzieren Sie die Hitze auf mittlere Stufe und kochen Sie unter ständigem Rühren, bis die Mehlschwitze die Farbe von Milchschokolade annimmt. Sofort die Zwiebeln dazugeben und köcheln lassen, bis sie karamellisiert sind. Sellerie und Knoblauch dazugeben und noch eine Minute köcheln lassen.

d) Beiseite gestellte Schinkenbrühe, Austernlikör (ca. ½ Tasse), kreolische Gewürze, Lorbeerblätter, Thymian, Zucker, beiseite gestellten Schinken oder Schinkenwürfel sowie Gemüse unterrühren und mit Salz und Pfeffer würzen. Zugedeckt etwa 1 Stunde köcheln lassen. Fügen Sie die Austern hinzu und kochen Sie sie etwa 1 Minute lang, bis sie sich kräuseln. Abschmecken und die Gewürze anpassen. Schalten Sie den Herd aus und entfernen Sie die Lorbeerblätter.

e) In Suppentassen über dem Reis servieren.

28. Filé Gumbo

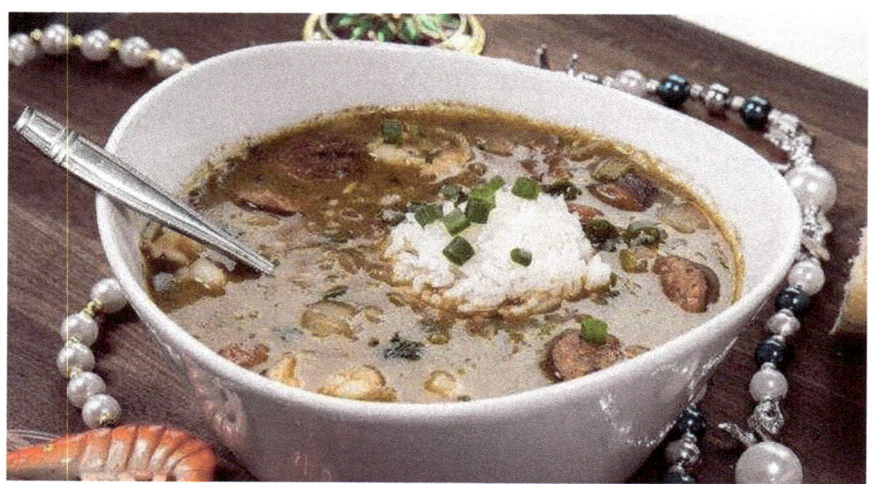

Ergibt 6–8 Portionen

ZUTATEN:

- 2 Pfund Garnelen in Schalen mit Köpfen
- ½ Tasse Pflanzenöl oder Speckfett
- ½ Tasse Allzweckmehl
- 1 Zwiebel, gehackt
- 1 grüne Paprika, gehackt
- 3 Knoblauchzehen, gehackt
- 2 Esslöffel Tomatenmark
- 2 Lorbeerblätter
- ½ Teelöffel Salz oder nach Geschmack
- ½ Teelöffel frisch gemahlener schwarzer Pfeffer oder nach Geschmack
- ½ Teelöffel Cayennepfeffer oder nach Geschmack
- 2 Esslöffel Filé-Pulver
- 1 Pfund Jumbo-Klumpen-Krabbenfleisch
- Gekochter weißer Langkornreis zum Servieren

ANWEISUNGEN:

a) Die Garnelen entköpfen, schälen und entdarmen und die Köpfe und Schalen in einen mittelgroßen Topf geben. Fügen Sie so viel Wasser hinzu, dass die Schalen mindestens 5 cm bedeckt sind, und bringen Sie es zum Kochen. Abdecken, Hitze reduzieren und 30 Minuten köcheln lassen. Wenn die Brühe leicht abgekühlt ist, gießen Sie sie in einen großen Messbecher und entsorgen Sie die Schalen. Fügen Sie der Brühe bei Bedarf so viel Wasser hinzu, dass 5 Tassen Flüssigkeit entstehen. Beiseite legen.

b) In einem großen, schweren Topf Öl und Mehl vermischen. Bei starker Hitze ständig rühren, bis das Mehl anfängt zu bräunen. Reduzieren Sie die Hitze auf mittlere Stufe und rühren Sie ständig um, bis die Mehlschwitze dunkelbraun wird.

c) Zwiebeln und Paprika hinzufügen und kochen, bis sie zusammengefallen sind. Den Knoblauch hinzufügen und noch eine Minute kochen lassen. Das Tomatenmark einrühren und 5 Minuten köcheln lassen, dabei gelegentlich umrühren. Den Garnelenfond

nach und nach unterrühren. Alle Gewürze außer dem Filé hinzufügen, abdecken und bei schwacher Hitze 30 Minuten köcheln lassen.
d) Fügen Sie die Garnelen hinzu und kochen Sie 3 Minuten lang weiter, wenn die Garnelen klein sind, bzw. 7 Minuten lang, wenn es sich um große Garnelen handelt. Schalten Sie die Heizung aus. Wenn Sie das gesamte Gumbo auf einmal servieren, fügen Sie das Filé hinzu und vermischen Sie es gut. (Wenn nicht, bewahren Sie das Filé auf, um es in einzelne Schüsseln zu geben.) Das Krabbenfleisch vorsichtig unterrühren.
e) In Schüsseln über dem heißen Reis servieren. Wenn Sie das Filé nicht hinzugefügt haben, geben Sie je nach Größe der Schüsseln ½–3/4 Teelöffel in jede Schüssel.

29. Wels-Gumbo

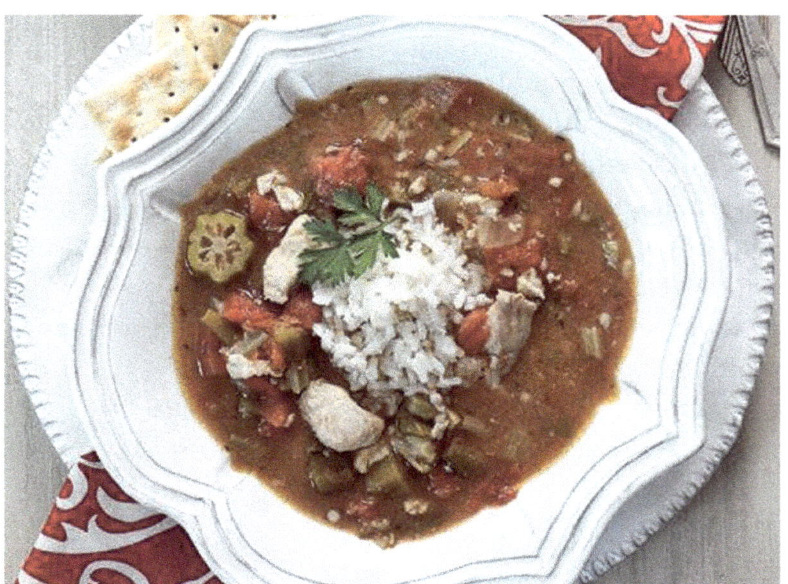

Ergibt 6–8 Portionen

ZUTATEN:

- 3 Pfund Welsnuggets, geteilt
- ½ Tasse Rapsöl oder anderes Pflanzenöl
- ½ Tasse Allzweckmehl
- 1 große Zwiebel, gehackt, Schalen und Reste beiseite legen
- 1 grüne Paprika, gehackt, Kerne und Reste beiseite gelegt
- 2 Selleriestangen, gehackt
- 6 Frühlingszwiebeln, gehackt, weiße und grüne Teile getrennt
- 3 große Knoblauchzehen, gehackt
- 1 (10 Unzen) Dose original Ro-tel-Tomaten mit Chilis
- 2 Tassen gehackte frische oder gewürfelte Tomaten aus der Dose
- 3 Tassen Brühe
- ½ Tasse Weißwein
- 3 Lorbeerblätter
- ½ Teelöffel getrockneter Thymian
- 1 Teelöffel frischer Zitronensaft
- ½ Teelöffel Worcestershire-Sauce
- 1 ½ Teelöffel kreolisches Gewürz
- Salz und frisch gemahlener Pfeffer nach Geschmack
- 2 Esslöffel gehackte glatte Petersilie
- Gekochter weißer Langkornreis zum Servieren

ANWEISUNGEN:

a) Schneiden Sie 2 Pfund der Wels-Nuggets in 2,5 cm große Würfel und legen Sie sie beiseite. Geben Sie die restlichen Nuggets in einen kleinen Topf mit 4 Tassen Wasser und den Gemüseresten, um eine Brühe herzustellen. Abdecken und 45 Minuten köcheln lassen. Die Brühe in einen großen Messbecher abseihen und die Feststoffe wegwerfen.

b) Das Öl in einem großen, schweren Topf erhitzen. Fügen Sie das Mehl hinzu und rühren Sie bei mittlerer Hitze ständig um, bis eine mitteldunkle Mehlschwitze in der Farbe von Erdnussbutter entsteht. Die Zwiebel, die weißen Teile der Frühlingszwiebeln, die Paprika und den Sellerie hinzufügen und kochen, bis sie

zusammengefallen sind. Den Knoblauch hinzufügen und noch 1 Minute kochen.
c) Tomaten, 3 Tassen Brühe, Wein, Lorbeerblätter, Thymian, Zitronensaft, Worcestershire-Sauce und kreolische Gewürze hinzufügen und mit Salz und Pfeffer würzen. Zum Kochen bringen. Die Hitze reduzieren, abdecken und 30 Minuten köcheln lassen, dabei gelegentlich umrühren.
d) Den gewürfelten Wels hinzufügen und zum Kochen bringen. Die Hitze reduzieren und etwa 5 Minuten köcheln lassen, bis der Fisch gar ist. Entfernen Sie die Lorbeerblätter und fügen Sie die Petersilie und die Frühlingszwiebeln hinzu. Decken Sie das Gumbo ab und lassen Sie es etwa eine Stunde lang ruhen.
e) Das Gumbo erneut erhitzen und in Schüsseln über dem Reis servieren.

30. Kohl-Gumbo

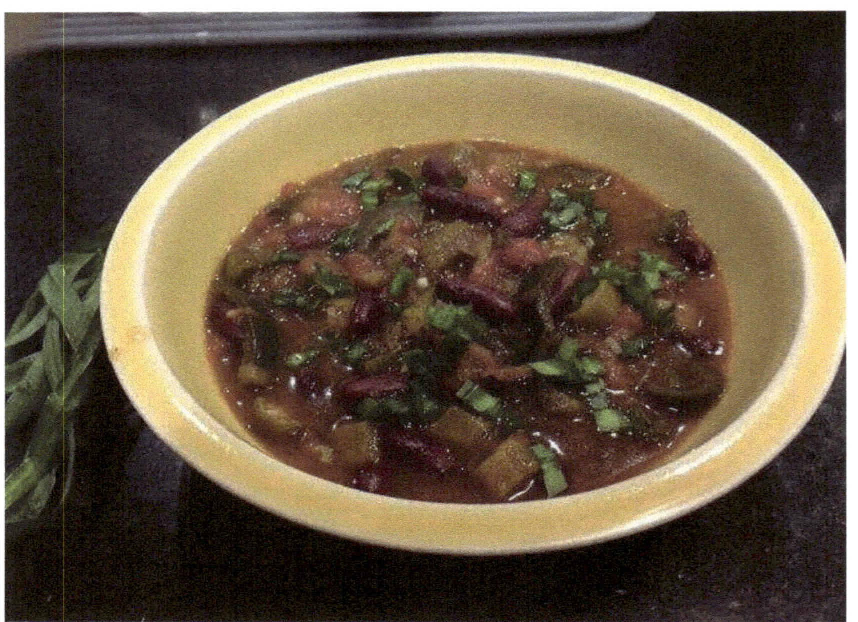

FÜR 4–6 PORTIONEN

ZUTATEN:

- 1 großer Kohl (ca. 3 Pfund)
- 4 dicke Scheiben Speck
- 1/4 Tasse Pflanzenöl (mehr oder weniger nach Bedarf)
- ½ Tasse Allzweckmehl
- 1 Zwiebel, gehackt
- 1 grüne Paprika, gehackt
- 2 Selleriestangen, gehackt
- 3 große Knoblauchzehen, gehackt
- Salz und frisch gemahlener schwarzer Pfeffer nach Geschmack
- 1 Teelöffel Zucker
- 3 Lorbeerblätter
- 1 Teelöffel kreolisches Gewürz
- 8 Tassen Wasser
- 1 (10 Unzen) Dose original Ro-tel-Tomaten mit grünen Chilis
- 2 kleine geräucherte Schinkenhaxen
- Gekochter weißer Langkornreis zum Servieren

ANWEISUNGEN:

a) Den Kohl in mundgerechte Stücke schneiden; abspülen, abtropfen lassen und beiseite stellen.

b) In einem großen, schweren Topf den Speck knusprig braten. Den Speck aus dem Topf nehmen und aufbewahren. Gießen Sie das Speckfett vorsichtig in einen großen Messbecher und fügen Sie so viel Öl hinzu, dass eine halbe Tasse entsteht. Geben Sie das Fett wieder in die Pfanne und fügen Sie das Mehl hinzu. Bei mittlerer Hitze ständig umrühren, bis eine hellbraune oder butterscotchfarbene Mehlschwitze entsteht.

c) Zwiebeln, Paprika und Sellerie dazugeben und anbraten, bis sie zusammengefallen sind. Den Knoblauch dazugeben und noch eine Minute anbraten. Die restlichen Zutaten und den Kohl einrühren und zum Kochen bringen. Die Hitze reduzieren, abdecken und 1 Stunde köcheln lassen, dabei gelegentlich umrühren.

d) In Schüsseln über dem Reis servieren und mit zerkrümeltem Speck belegen. Als Beilage scharfe Soße servieren.

31. Truthahn-Gumbo

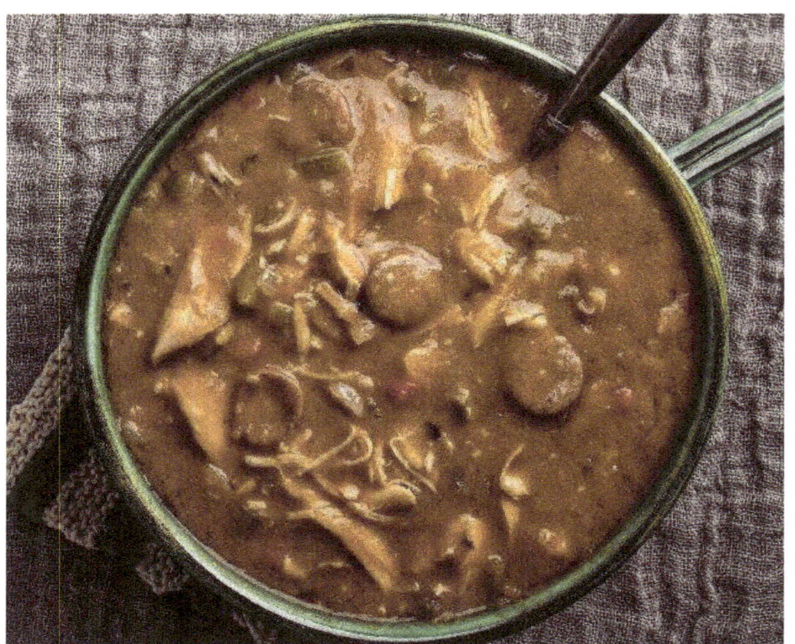

Ergibt 6–8 Portionen

ZUTATEN:

- 1 oder mehrere Putenkadaver und übrig gebliebener Truthahn
- ½ Tasse Pflanzenöl
- ½ Tasse Allzweckmehl
- 1 Zwiebel, gehackt
- 1 Bund Frühlingszwiebeln, gehackt
- 3 Selleriestangen, gehackt
- 3 Knoblauchzehen, gehackt
- Übrig gebliebene Putensoße (optional)
- 2 Lorbeerblätter
- ½ Teelöffel getrockneter Thymian
- Salz, kreolische Gewürze und frisch gemahlener schwarzer Pfeffer nach Geschmack
- ½ Pfund Andouillewurst (oder eine andere geräucherte Wurst), in mundgerechte Stücke geschnitten
- 1 Pint geschälte Austern (optional)
- 3 Esslöffel gehackte glatte Petersilie
- Gekochter weißer Langkornreis zum Servieren

ANWEISUNGEN:

a) Entfernen Sie jegliches Fleisch vom Truthahnkadaver. Zusammen mit dem restlichen Truthahn in Stücke schneiden. Beiseite legen.

b) Die Putenknochen in einen Suppentopf geben, mit Wasser bedecken und zum Kochen bringen. Reduzieren Sie die Hitze auf eine niedrige Stufe, decken Sie das Ganze ab und lassen Sie es 1 Stunde lang köcheln. Wenn die Brühe abgekühlt genug ist, um sie handzuhaben, in einen großen Messbecher abseihen und die Knochen wegwerfen. Wenn Sie Austern verwenden, gießen Sie den Austernlikör in die Brühe. Fügen Sie bei Bedarf Wasser hinzu, um mindestens 8 Tassen Flüssigkeit zu erhalten. Beiseite legen.

c) Erhitzen Sie das Öl in einem großen, schweren Topf bei mittlerer bis hoher Hitze. Fügen Sie das Mehl hinzu und rühren Sie ständig um, bis die Mehlschwitze anfängt zu bräunen. Reduzieren Sie die

Hitze auf mittlere Stufe und kochen Sie unter ständigem Rühren, bis die Mehlschwitze die Farbe von Erdnussbutter annimmt.

d) Zwiebeln und Sellerie dazugeben und bei schwacher Hitze glasig köcheln lassen. Den Knoblauch hinzufügen und noch eine Minute kochen lassen. Fügen Sie 8 Tassen Brühe hinzu (oder mehr, wenn Sie ein dünneres Gumbo bevorzugen; wenn Sie noch Truthahnsoße übrig haben, fügen Sie diese jetzt hinzu).

e) Alle Gewürze (außer der Petersilie) und die Wurst hinzufügen; abdecken und 30 Minuten köcheln lassen. Fügen Sie das Putenfleisch und die Austern (falls verwendet) hinzu und kochen Sie es 1–2 Minuten lang, bis sich die Austern kräuseln. Entfernen Sie die Lorbeerblätter und passen Sie die Gewürze an. Petersilie hinzufügen und in Schüsseln über dem Reis servieren.

32. Gumbo ohne Mehlschwitze

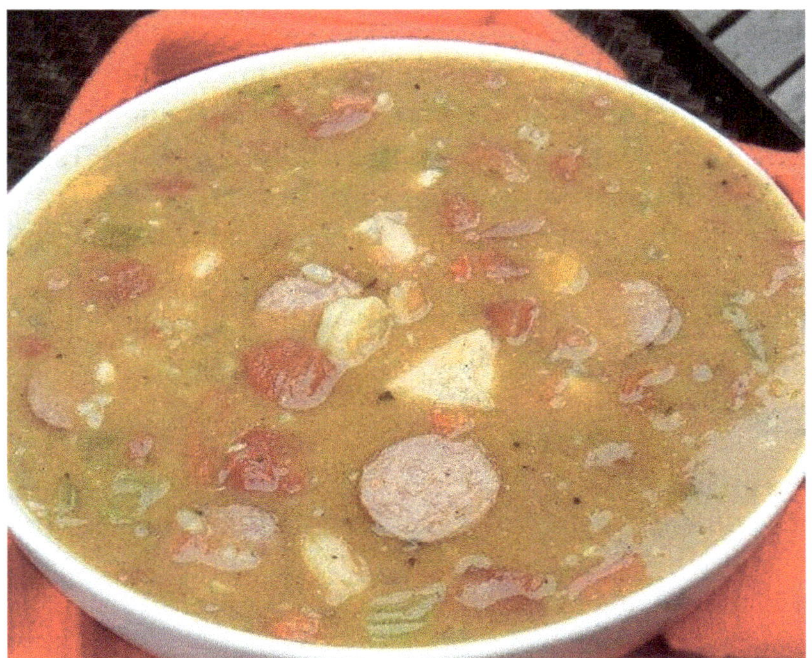

Ergibt 6–8 Portionen

ZUTATEN:

- 2 Pfund mittelgroße Garnelen in Schalen mit Köpfen oder 1 Pfund geschälte und entdarmte gefrorene Garnelen, aufgetaut
- 3 Tassen geschnittene frische Okraschoten oder 3 Tassen gefrorene geschnittene Okraschoten, aufgetaut
- 1 Pfund Hähnchenschenkel ohne Knochen, in 2,5 cm große Stücke geschnitten
- Kreolisches Gewürz zum Bestreuen von Hühnchen plus ½ Teelöffel
- 1 Teelöffel plus 3 Esslöffel Pflanzenöl
- 1 große Zwiebel, gehackt
- 1 grüne Paprika, gehackt
- 1 Bund Frühlingszwiebeln, gehackt, grüne und weiße Teile getrennt
- 2 Selleriestangen, gehackt
- 3 Knoblauchzehen, gehackt
- 1 (15 Unzen) Dose zerdrückte Tomaten
- 4 Tassen Garnelen- und/oder Hühnerbrühe
- ½ Teelöffel Salz
- 10 Mal auf einer schwarzen Pfeffermühle gemahlen
- 1 Teelöffel Selleriesalz
- 1 gehäufter Esslöffel gehackte glatte Petersilie
- 1 Esslöffel Filé-Pulver
- Gekochter weißer Langkornreis zum Servieren

ANWEISUNGEN:

a) Wenn Sie frische Garnelen verwenden, entfernen Sie die Köpfe und Schalen und entdarmen Sie die Garnelen. Legen Sie die Schalen und Köpfe in einen mittelgroßen Topf, fügen Sie so viel Wasser hinzu, dass die Schalen mindestens 5 cm bedeckt sind, und bringen Sie es zum Kochen. Abdecken, die Hitze reduzieren und 30 Minuten köcheln lassen. Wenn die Brühe leicht abgekühlt ist, gießen Sie sie in einen großen Messbecher und entsorgen Sie die Schalen. Sie benötigen 4 Tassen Brühe. Reservieren Sie den Rest für eine spätere Verwendung.

b) 1 Teelöffel Öl in einer Pfanne bei mittlerer Hitze erhitzen und die Okra hinzufügen. Unter häufigem Wenden kochen, bis der gesamte Schleim von der Okra entfernt ist. Beiseite legen.

c) Das Hähnchen von allen Seiten mit kreolischem Gewürz bestreuen. Das restliche Öl in einem großen, schweren Topf erhitzen und die Hähnchenteile in zwei Portionen von allen Seiten anbraten. Das Hähnchen auf einen Teller legen.

d) Die Zwiebel, die weißen Teile der Frühlingszwiebeln, die Paprika und den Sellerie in den Topf geben und glasig dünsten. Den Knoblauch dazugeben und noch eine Minute anbraten.

e) Geben Sie das Huhn wieder in den Topf und geben Sie die Okra, die Tomaten, die Brühe, die restlichen kreolischen Gewürze, Salz, Pfeffer und Selleriesalz hinzu. Abdecken und 30 Minuten köcheln lassen.

f) Garnelen, Frühlingszwiebeln und Petersilie hinzufügen und weitere 5–10 Minuten garen, oder bis die Garnelen nur noch rosa sind. Geben Sie das Filé in den Topf, wenn Sie das gesamte Gumbo servieren möchten. In Schüsseln über dem Reis servieren. Wenn Sie das Filé nicht hinzugefügt haben, geben Sie ½–3/4 Teelöffel in jede Schüssel.

33. Ente und Andouille-Gumbo

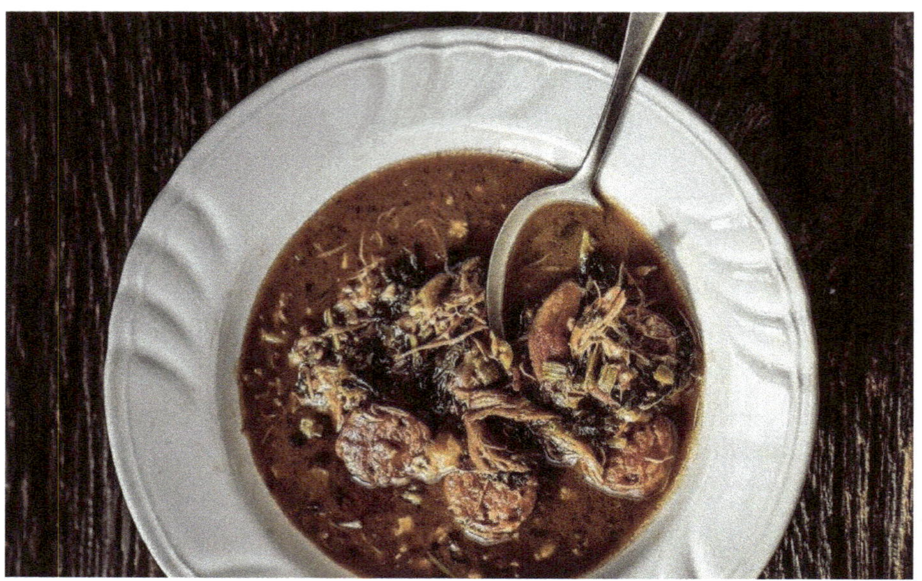

Ergibt 6–8 Portionen

ZUTATEN:

- 1 (6 Pfund) Entlein
- 2 Zwiebeln, eine geviertelt und die andere gehackt
- 4 Selleriestangen, 2 in Stücke geschnitten und die anderen 2 gehackt
- 4 Lorbeerblätter, geteilt
- Frisch gemahlener schwarzer Pfeffer nach Geschmack
- 1 Pfund Andouillewurst, in mundgerechte Stücke geschnitten
- 3/4 Tasse Pflanzenöl
- 1 Tasse Allzweckmehl
- 1 Bund Frühlingszwiebeln, gehackt, weiße und grüne Teile getrennt
- 1 grüne Paprika, gehackt
- 4 Knoblauchzehen, gehackt
- ½ Teelöffel getrockneter Thymian
- ½ Teelöffel kreolisches Gewürz
- 1/4 Teelöffel Cayennepfeffer
- 1 Esslöffel Worcestershire-Sauce
- Salz, nach Geschmack
- ½ Tasse gehackte glatte Petersilie
- Gekochter weißer Langkornreis zum Servieren

ANWEISUNGEN:

a) Spülen Sie die Ente ab und entfernen Sie überschüssiges Fett. Die Ente in einen großen Topf geben und mit Wasser bedecken. Geben Sie die geviertelte Zwiebel, die Selleriestücke, zwei Lorbeerblätter und mehrere Pfefferkörner hinzu. Zum Kochen bringen. Reduzieren Sie die Hitze auf eine niedrige Stufe und lassen Sie es etwa 45 Minuten köcheln, bis die Ente gar ist. Nehmen Sie die Ente aus dem Topf und lassen Sie sie ruhen, bis sie abgekühlt genug ist, um sie anfassen zu können. Die Ente entbeinen und das Fleisch in mundgerechte Stücke schneiden. Legen Sie das Fleisch beiseite.

b) Die Knochen wieder in den Topf geben und 1 Stunde köcheln lassen. Die Brühe in eine große Schüssel abseihen und abkühlen lassen. Im Kühlschrank aufbewahren, bis das Fett hart wird, dann das Fett abschöpfen und wegwerfen.

c) In einer großen Pfanne die Wurst bei mittlerer bis hoher Hitze anbraten. Beiseite legen.

d) Erhitzen Sie das Öl in einem großen, schweren Topf bei starker Hitze. Fügen Sie das Mehl hinzu und rühren Sie ständig um, bis die Mehlschwitze anfängt zu bräunen. Reduzieren Sie die Hitze auf mittlere oder mittlere bis niedrige Stufe und kochen Sie unter ständigem Rühren, bis die Mehlschwitze die Farbe dunkler Schokolade hat.

e) Die gehackte Zwiebel, die weißen Teile der Frühlingszwiebeln, den Sellerie und die Paprika hinzufügen und unter Rühren kochen, bis sie zusammengefallen sind. Den Knoblauch hinzufügen und noch eine Minute kochen lassen. Nach und nach 6 Tassen der Brühe einrühren. (Wenn Sie überschüssige Brühe haben, frieren Sie diese für eine andere Verwendung ein.) Fügen Sie die restlichen Lorbeerblätter und den Thymian, das kreolische Gewürz, den Cayennepfeffer und die Worcestershire-Sauce hinzu und würzen Sie mit Salz.

f) Die Wurst und die Ente dazugeben und zugedeckt etwa 1 Stunde köcheln lassen, bis die Ente weich ist. Petersilie und Frühlingszwiebeln unterrühren.

g) In Schüsseln über dem Reis mit scharfer Soße und heißem Baguette als Beilage servieren.

34. Muscheln, Garnelen und Krabben

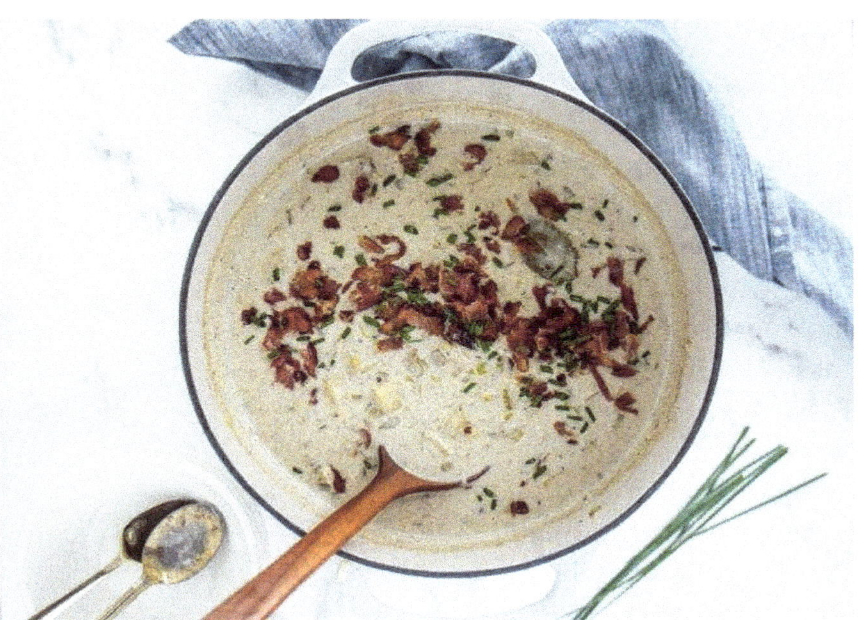

Ergibt: 10 PORTIONEN

ZUTATEN:

- ½ Pfund Speck, gehackt
- 1 große gelbe Zwiebel, gewürfelt
- 2 mittelgroße Karotten, geschält und gewürfelt
- 2 Stangen Sellerie, gewürfelt
- 2½ Tassen Meeresfrüchtebrühe
- 2 große rote Kartoffeln, geschält und gewürfelt
- 3 Knoblauchzehen, gehackt
- ¾ Tasse (1½ Stangen) gesalzene Butter
- ¾ Tasse Allzweckmehl
- 2 Tassen Sahne
- 2 Tassen Vollmilch
- 1 Tasse gehackte Muscheln
- ½ Tasse Krabbenfleisch
- 2 Teelöffel koscheres Salz
- 1 Teelöffel gemahlener schwarzer Pfeffer
- ½ Pfund mittelgroße rohe Garnelen, geschält und entdarmt
- 2 Esslöffel gehackte frische Petersilie

ANWEISUNGEN:

a) Den Speck in einen großen Suppentopf geben und die Hitze auf mittlere Stufe stellen. Den Speck kochen, bis er knusprig ist. Dann aus dem Topf nehmen, dabei das Fett im Topf auffangen und den Speck zur Seite stellen.

b) Zwiebel, Karotte und Sellerie in den Topf geben. Kochen, bis sie schön zart sind, dann mit der Meeresfrüchtebrühe aufgießen. Kartoffeln und Knoblauch hinzufügen und etwa 15 Minuten lang bei mittlerer Hitze köcheln lassen.

c) Während das Ganze kocht, die Butter in einen mittelgroßen Topf geben und bei mittlerer Hitze schmelzen. Mehl einstreuen und verquirlen. Unter ständigem Rühren 3 Minuten kochen lassen, dann Sahne und Milch hinzufügen. Unbedingt verquirlen, damit keine Klümpchen entstehen!

d) Die Butter-Mehl-Mischung mit den anderen Zutaten in den großen Topf geben und umrühren. Muscheln, Krabben, Salz und schwarzen Pfeffer hinzufügen. Mischen Sie die Zutaten und reduzieren Sie dann die Hitze auf eine niedrige Stufe.

e) Garnelen und Speck hinzufügen und umrühren.

f) 15 Minuten köcheln lassen. Vor dem Servieren mit frischer Petersilie bestreuen.

35. Braunschweig Stew

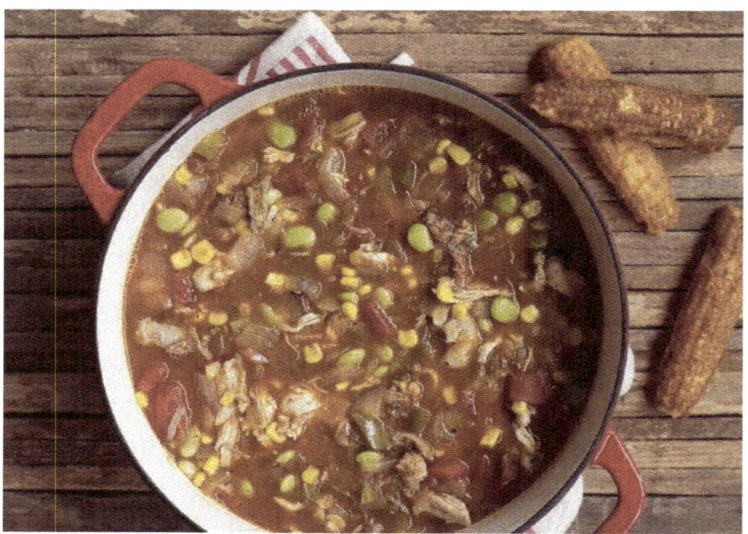

Ergibt: 8 BIS 10 PORTIONEN

ZUTATEN:

- 6 Tassen Hühnerbrühe
- 2 Tassen Slow Cooker BBQ Pulled Pork
- 2 Tassen gehacktes Hühnchen, gekocht
- 2 Tassen gefrorene oder trockene Limabohnen
- 3 mittelgroße rostrote Kartoffeln, geschält und gewürfelt
- 1 (14 Unzen) Dose gewürfelte Tomaten in Tomatensaft
- 1 große rote Zwiebel, gewürfelt
- 1½ Tassen gefrorene Erbsen und Karotten
- 1½ Tassen gefrorene Okraschoten
- 1 Tasse gefrorener Mais
- 1 Tasse Hickory-BBQ-Sauce
- 3 Knoblauchzehen, gehackt
- 2 Esslöffel Worcestershire-Sauce
- 2½ Teelöffel Gewürzsalz
- 1 Teelöffel gemahlener schwarzer Pfeffer
- ½ Teelöffel gemahlener Kreuzkümmel

ANWEISUNGEN:

a) Geben Sie alle Zutaten in einen 6-Liter-Slow-Cooker. Rühren, bis alles gut eingearbeitet ist. Setzen Sie den Deckel auf den Slow Cooker und stellen Sie die Hitze auf niedrige Stufe.

b) 5 Stunden kochen, dann servieren. Eventuelle Reste können in einem luftdichten Behälter im Kühlschrank bis zu 5 Tage aufbewahrt werden.

36. Shrimp Etouffee

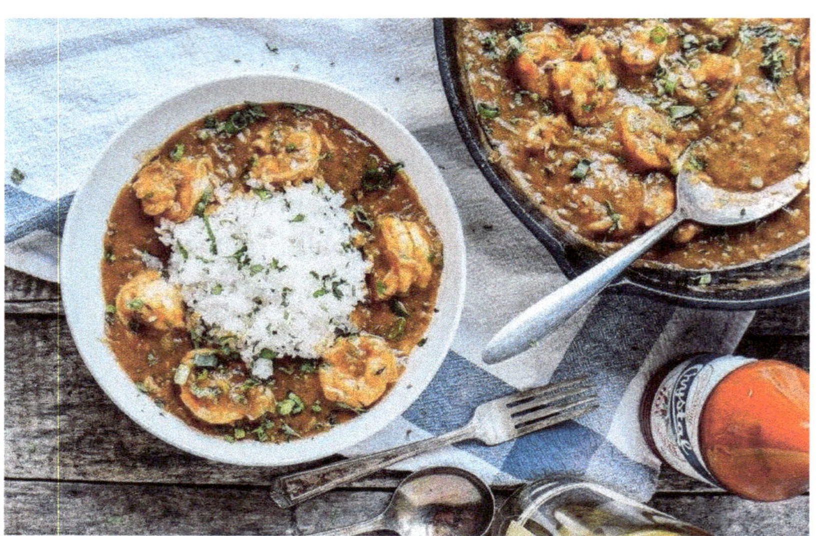

Ergibt: 4 PORTIONEN

ZUTATEN:

- ½ Tasse gesalzene Butter
- ½ Tasse Allzweckmehl
- 1 Esslöffel Pflanzenöl
- 1 große grüne Paprika, gewürfelt
- ½ mittelgroße Zwiebel, gewürfelt
- 2 Stangen Sellerie, gewürfelt
- 3 Knoblauchzehen, gehackt
- 1 (14 Unzen) Dose gewürfelte Tomaten
- 1 Esslöffel Tomatenmark
- 2 Tassen Hühnerbrühe oder Meeresfrüchtebrühe
- 2 Zweige frischer Thymian, plus mehr zum Garnieren
- 1½ Teelöffel kreolisches Gewürz
- 1 Teelöffel Worcestershire-Sauce
- ½ Teelöffel gemahlener schwarzer Pfeffer
- ½ Teelöffel rote Paprikaflocken
- 2 Pfund rohe Jumbo-Garnelen, geschält und entdarmt
- 2 Tassen gekochter weißer Reis

ANWEISUNGEN:

a) In einem großen Topf bei mittlerer Hitze die Butter schmelzen. Sobald die Butter geschmolzen ist, das Mehl hinzufügen und verrühren, bis alles gut vermischt ist. Kochen Sie die Mehlschwitze 10 bis 15 Minuten lang, bis sie eine schöne, kräftige braune Farbe erreicht, aber achten Sie darauf, dass sie nicht anbrennt!

b) Paprika, Zwiebeln, Sellerie und Knoblauch hinzufügen. 3 bis 5 Minuten kochen, bis das Gemüse weich ist. Anschließend die Tomatenwürfel und das Tomatenmark dazugeben. Die Brühe langsam angießen und den frischen Thymian hinzufügen. Mischen, bis alles gut vermischt ist, dann das kreolische Gewürz, die Worcestershire-Sauce, den schwarzen Pfeffer und die roten Pfefferflocken darüber streuen. Die Zutaten verrühren und 5 Minuten bei mittlerer bis hoher Hitze kochen lassen.

c) Beginnen Sie langsam mit der Zugabe der Garnelen und rühren Sie um. Reduzieren Sie die Hitze auf eine niedrige Stufe und lassen Sie es weitere 5 Minuten kochen. Die Thymianzweige entfernen. Mit Thymian garnieren und mit heißem Reis servieren.

37. Ochsenschwanzeintopf

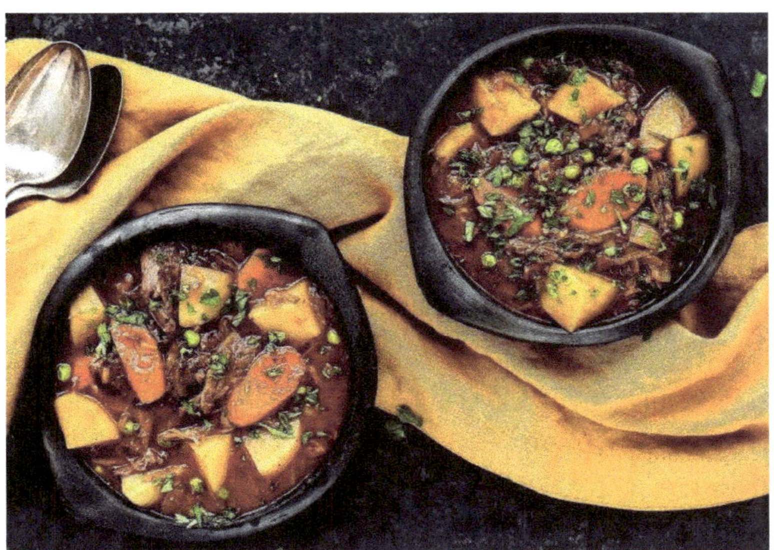

Ergibt: 6 BIS 8 PORTIONEN

ZUTATEN:

- ½ Tasse Allzweckmehl
- 3½ Teelöffel Gewürzsalz
- 2 Teelöffel Paprika
- ½ Teelöffel gemahlener schwarzer Pfeffer
- 4 Pfund Ochsenschwänze, fettfrei
- ¼ Tasse Pflanzenöl
- 1 große gelbe Zwiebel, gehackt
- 1 (14,5 Unzen) Dose gewürfelte Tomaten
- 4 Knoblauchzehen
- 3 Zweige frischer Thymian
- 3 Lorbeerblätter
- 1 (6 Unzen) Dose Tomatenmark
- 1 Liter (32 Unzen) Rinderbrühe
- 1 Pfund Babykarotten
- 1½ Pfund kleine rote Kartoffeln, gehackt

ANWEISUNGEN:

a) Schnappen Sie sich einen großen Gefrierbeutel mit Reißverschluss und geben Sie Mehl, Gewürzsalz, Paprika und schwarzen Pfeffer hinein. Schütteln Sie den Beutel, um sicherzustellen, dass alles gut eingearbeitet ist. Geben Sie die Ochsenschwänze einzeln hinzu und schütteln Sie den Beutel, um sie zu bedecken. Sobald die Ochsenschwänze bedeckt sind, legen Sie sie auf einen Teller oder ein Backblech.

b) In einer großen Pfanne bei mittlerer Hitze das Pflanzenöl hineingießen. Sobald das Öl heiß ist, beginnen Sie mit der Zugabe der Ochsenschwänze. Alle Oberflächen der Ochsenschwänze etwa 3 Minuten auf jeder Seite anbraten, dann aus der Pfanne nehmen und in einen 6-Liter-Slow-Cooker geben.

c) Die Zwiebel in die Pfanne geben und kochen, bis sie weich ist. Zusammen mit den Ochsenschwänzen, den Tomaten, dem Knoblauch, dem Thymian und den Lorbeerblättern in den Slow Cooker geben.

d) In einer großen Schüssel Tomatenmark und Rinderbrühe vermischen und gut verrühren. Gießen Sie diese Mischung in den Slow Cooker, stellen Sie den Slow Cooker auf niedrige Stufe und kochen Sie ihn 6 Stunden lang.

e) Karotten und Kartoffeln dazugeben, umrühren und weitere 2 Stunden kochen lassen. Anschließend servieren und genießen!

38. Bohnen- und Reissuppe

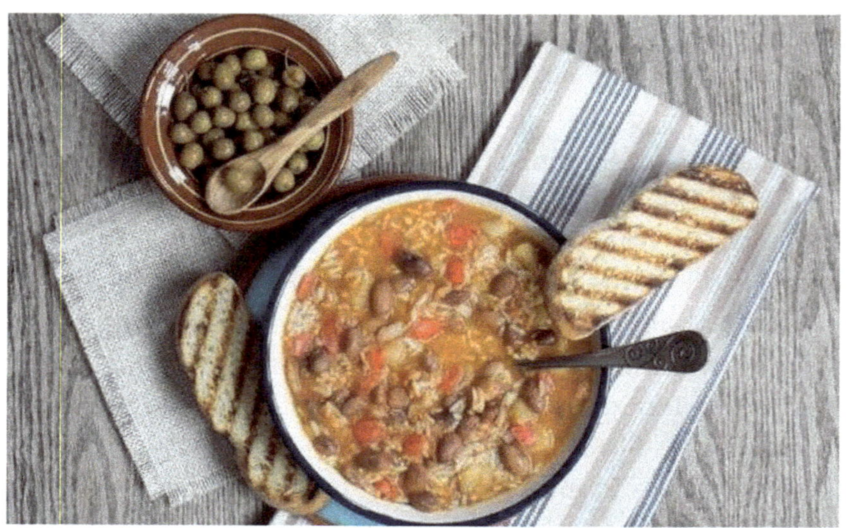

Macht: 4

ZUTATEN:

- 2 Tassen Hühnchen, gekocht und gewürfelt
- 1 Tasse Langkornreis, gekocht
- 2 15-Unzen-Dosen Pintobohnen, abgetropft
- 4 Tassen Hühnerbrühe
- 2 Esslöffel Taco-Gewürzmischung
- 1 Tasse Tomatensauce

Belag:

- Geriebener Käse
- Salsa
- Gehackter Koriander
- Gehackte Zwiebel

ANWEISUNGEN:

a) Alle Zutaten in einen mittelgroßen Suppentopf geben. Vorsichtig umrühren.

b) Bei mittlerer Hitze etwa 20 Minuten köcheln lassen, dabei gelegentlich umrühren.

c) Mit Toppings servieren.

39. Chili con Carne

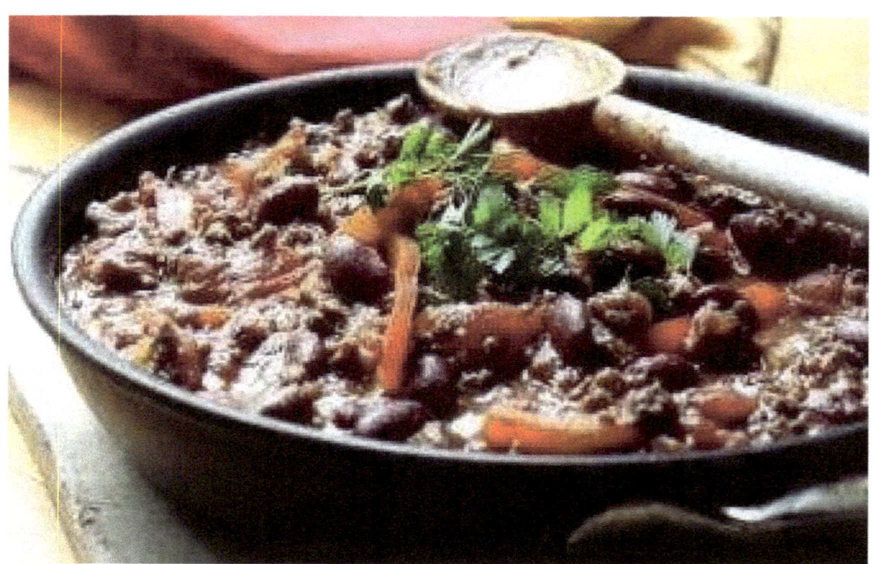

ZUTATEN:

- Hackfleisch/Rinderhackfleisch 500 g
- 1 große Zwiebel gehackt
- 3 Knoblauchzehen
- 2 Dosen gehackte Tomaten 400g
- Spritzer Tomatenpüree
- 1 Teelöffel Chilipulver (oder nach Geschmack)
- 1 Teelöffel gemahlener Kreuzkümmel
- einen Schuss Worcester-Sauce
- Mit Salz und Pfeffer bestreuen
- 1 gehackte rote Paprika
- 1 Dose abgetropfte Kidneybohnen 400 g

ANWEISUNGEN:

a) Die Zwiebel in einer heißen Pfanne mit Öl anbraten, bis sie fast braun ist, dann gehackten Knoblauch hinzufügen

b) Das Hackfleisch hinzufügen und rühren, bis es braun ist. Falls gewünscht, überschüssiges Fett abtropfen lassen

c) Alle getrockneten Gewürze und Gewürze hinzufügen, dann die Hitze reduzieren und gehackte Tomaten hinzufügen

d) Gut umrühren, Tomatenpüree und Worcestershire-Sauce hinzufügen und etwa eine Stunde köcheln lassen (weniger, wenn Sie es eilig haben).

e) Die gehackte rote Paprika dazugeben und 5 Minuten weiter köcheln lassen, dann die Dose abgetropfter Kidneybohnen dazugeben und weitere 5 Minuten kochen lassen. Sollte die Chili irgendwann zu trocken werden, einfach etwas Wasser hinzufügen.

f) Mit Reis, Pellkartoffeln oder Nudeln servieren!

40. Vegane Reissuppe

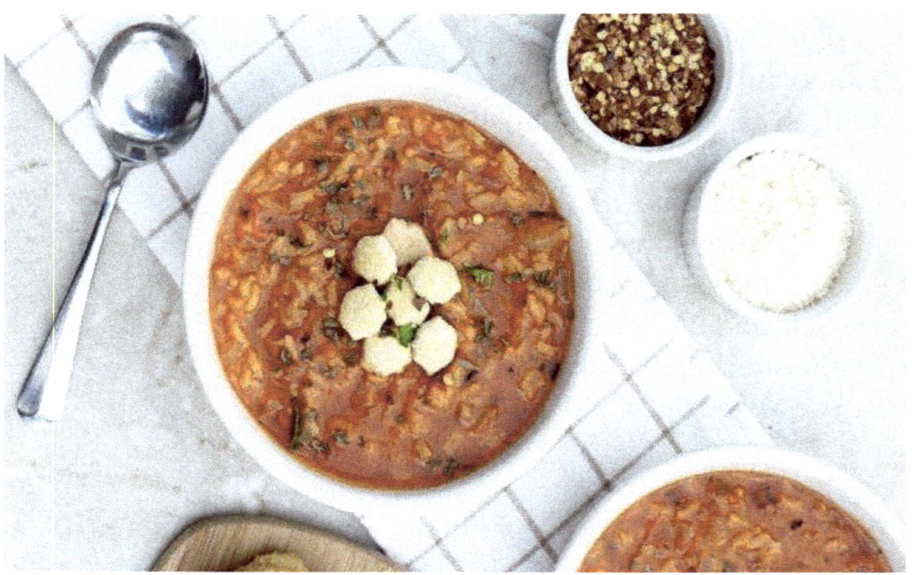

Macht: 4

ZUTATEN:

- 4 große Selleriestangen
- 3 große Karotten
- 1 mittelgroße weiße Zwiebel
- 1 Teelöffel getrockneter Thymian
- 1 Teelöffel getrocknete Petersilie
- 1 Teelöffel Knoblauchpulver
- 1 Teelöffel Salz
- ½ Teelöffel gemahlener Salbei
- 1 Esslöffel Kokos-Aminosäuren
- 4 Tassen Gemüsebrühe
- 2 Tassen Wasser
- 2/3 Tasse langkörniger weißer Reis
- 1 Dose Pintobohnen (15 oz. Dose)

ANWEISUNGEN:

a) Das Gemüse in mundgerechte Stücke schneiden oder würfeln.

b) Einen großen Topf auf den Herd stellen und mittlere Hitze einschalten. Besprühen Sie den Boden des Topfes mit Avocadoöl oder Olivenölspray. Gemüse hinzufügen.

c) Kochen Sie das Gemüse 3-4 Minuten lang.

d) Nach 3-4 Minuten Gewürze, Lorbeerblatt und Kokosnuss-Aminosäuren hinzufügen. Umrühren und noch 1-2 Minuten kochen lassen.

e) Während das Gemüse kocht, den Reis gut abspülen.

f) Fügen Sie eine halbe Tasse Gemüsebrühe hinzu und kratzen Sie den Boden/die Seite des Topfes ab, um alle braunen Stücke vom Boden zu entfernen.

g) Restliche Brühe, Wasser und Reis in den Topf geben. Umrühren und abdecken. Drehen Sie die Hitze auf hoch.

h) Sobald die Suppe kocht, reduzieren Sie die Hitze auf eine niedrige Stufe und kochen Sie sie 15 Minuten lang.

i) Während die Suppe kocht, die Bohnen abspülen und abtropfen lassen. Und fügen Sie sie der Suppe hinzu.

j) Kurz vor dem Servieren die Lorbeerblätter entfernen. Heiß servieren.

41. Jamaikanisches braunes Eintopfhuhn

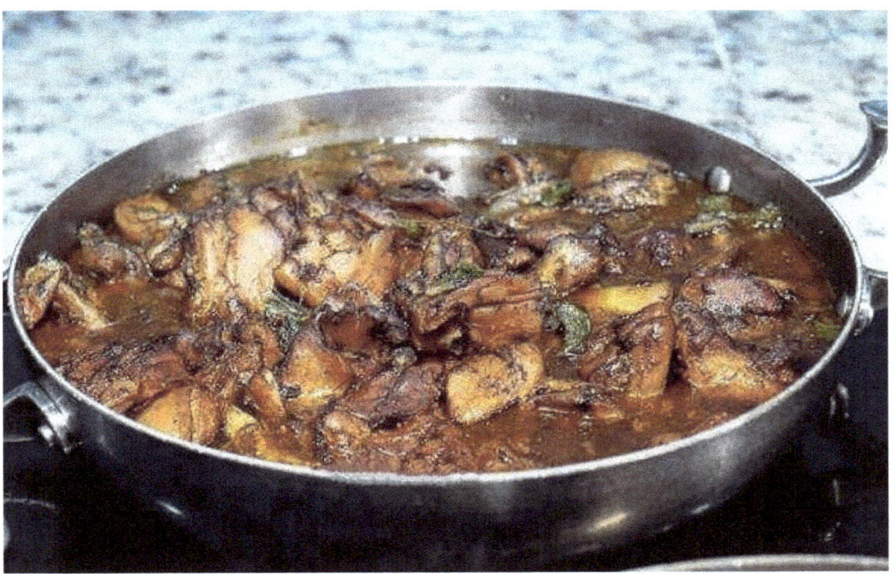

MACHT: 4

ZUTATEN:

- 3 Pfund Hähnchen, in Portionen geschnitten, ohne Haut
- 2-3 Karotten
- 1 Bund Frühlingszwiebeln
- 1 Zweig Thymian oder Teelöffel getrockneter Thymian
- 1 Frühlingszwiebel (Frühlingszwiebel)
- 2-3 Knoblauchzehen
- 1-2 Tomaten
- 1 Teelöffel Pfeffersauce
- Salz
- Schwarzer Pfeffer
- 1 Esslöffel Olivenöl

ANWEISUNGEN:

a) Hähnchen mit Salz, schwarzem Pfeffer, zerdrückten Knoblauchzehen und gehackten Frühlingszwiebeln würzen.

b) Marinieren Sie das Hähnchen mindestens eine Stunde, idealerweise aber über Nacht, abgedeckt im Kühlschrank.

c) Das Öl in einer großen beschichteten Bratpfanne erhitzen.

d) Das Hähnchen auf jeder Seite einige Minuten braten, bis es braun ist.

e) Das Hähnchen aus der Pfanne nehmen.

f) Die gehackten Karotten anbraten, bis sie braun sind.

g) Gehackte Tomaten, scharfe Pfeffersauce, Thymian und eine Tasse heißes Wasser in eine Bratpfanne geben.

h) 5 Minuten köcheln lassen.

i) Das Huhn in die Pfanne geben.

j) Eine weitere Tasse heißes Wasser hinzufügen, die Hitze reduzieren und die Pfanne abdecken.

k) Etwa 30 Minuten köcheln lassen, bis das Hähnchen zart und die braune Soße eingedickt ist.

42. Muschelsuppe mit Kokosmilch

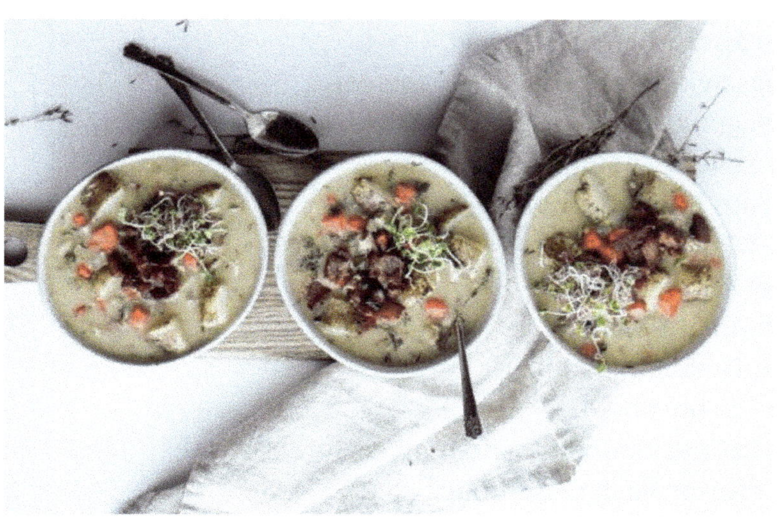

ZUTATEN:

- 1 Pfund Muschelfleisch
- 1/4 Tasse Speiseöl, geteilt
- 2 Frühlingszwiebeln, gehackt
- 1 Karotte, gewürfelt
- 1 Stange Sellerie, gewürfelt
- 1 kleine rote Paprika, gewürfelt
- ½ frische Maiskörner
- 2 Esslöffel Allzweckmehl
- 1 Quart halb und halb
- 14-Unzen-Dose Kokosmilch
- 2 Tassen Fischbrühe
- 1 ½ Esslöffel geriebene frische Ingwerwurzel
- Salz und Pfeffer nach Geschmack
- 1 ½ Teelöffel scharfe Soße
- 1 Bund frischer Koriander (Koriander), gehackt

ANWEISUNGEN:

a) Muschelfleisch in einen Topf mit ausreichend Wasser geben und zum Kochen bringen. 15 Minuten kochen lassen.
b) Abtropfen lassen und fein hacken.
c) 2 Esslöffel Öl in einer Pfanne bei mittlerer Hitze schmelzen und Frühlingszwiebeln, Karotten, Sellerie, rote Paprika und Mais untermischen. 5 Minuten kochen und umrühren.
d) Die restlichen 2 Esslöffel Öl in einem großen Topf schmelzen und das Mehl unterrühren, sodass eine Mehlschwitze entsteht. Gießen Sie die Hälfte, die Kokosmilch und die Fischbrühe hinzu. Den Ingwer untermischen und mit Salz und Pfeffer würzen.
e) Muschel und Gemüse in den Topf rühren. Zum Kochen bringen, die Hitze reduzieren und 15 Minuten köcheln lassen. Scharfe Soße und Koriander untermischen. 15 Minuten lang oder bis zur gewünschten Konsistenz weiterkochen.

43. Lauchsuppe

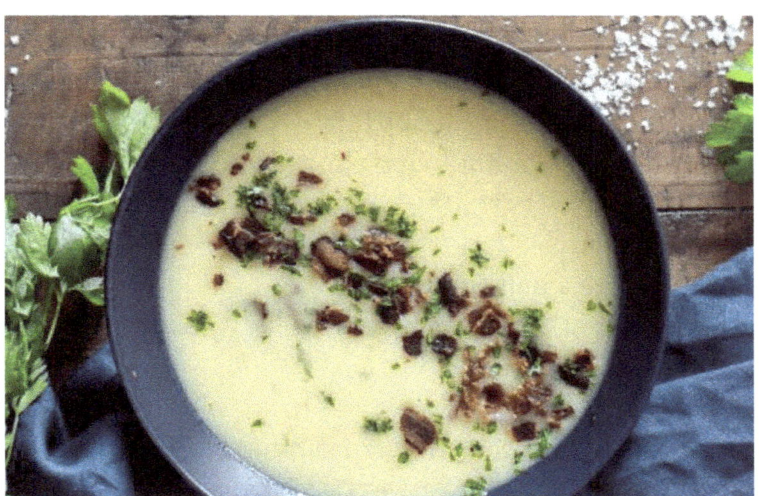

MACHT4

ZUTATEN:

- 2 Esslöffel Butter
- 3 Tassen Lauch, in Scheiben geschnitten
- 1 ½ Tassen Zwiebeln, in Scheiben geschnitten
- 2 Esslöffel Mehl
- 6 Tassen Hühnerbrühe
- 1 ½ Teelöffel Salz oder nach Geschmack
- ½ Teelöffel gemahlener weißer Pfeffer

ANWEISUNGEN:

a) Butter in einem Topf bei mäßiger Hitze schmelzen

b) Lauch- und Zwiebelstücke unterrühren und mit Butter bestreichen

c) Decken Sie die Pfanne ab und reduzieren Sie die Hitze

d) Unter gelegentlichem Rühren 10 bis 15 Minuten lang langsam kochen, bis das Gemüse sehr weich, aber nicht gefärbt ist

e) Decken Sie den Lauch und die Zwiebeln ab und streuen Sie das Mehl darauf. Rühren Sie um, um das Mehl zu verteilen

f) Bei mäßiger Hitze 2 Minuten kochen lassen

g) Vom Herd nehmen und einen Moment kochen lassen

h) Unter ständigem Rühren 2 Tassen Brühe hinzufügen

i) Zum Kochen bringen

j) Wenn die Flüssigkeit glatt ist und anfängt einzudicken, den Rest der Brühe hinzufügen.

k) Die Suppe zum Kochen bringen, die Pfanne abdecken und die Hitze reduzieren

l) Etwa 20 Minuten köcheln lassen.

m) Zum Servieren die Suppe bis zur gewünschten Konsistenz pürieren, pürieren oder pürieren. Warm servieren

44. Linsensuppe

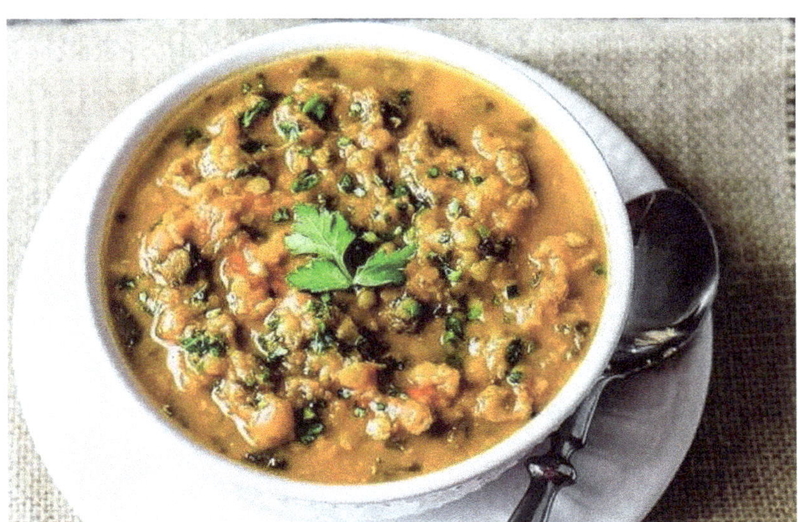

Für Suppe:

- ½ Pfund Wurst
- 2 Teelöffel Öl
- 2 Lauch
- 1Zwiebel
- 1 Karotte
- ½ Tasse Pflaumentomaten mit Flüssigkeit
- 1 ½ Tassen Linsen
- 2 Liter Hühnerbrühe
- Salz und Pfeffer nach Geschmack
- Petersilie

Für Frühlingszwiebelcreme

- 1 Esslöffel Sherryessig
- ½ Tasse Frühlingszwiebeln gehackt
- 1 Tasse Sauerrahm

ANWEISUNGEN:

a) Die Wurst goldbraun kochen. 1/4 Tasse kaltes Wasser hinzufügen und kochen, bis die Flüssigkeit verschwunden ist. Herausnehmen und beiseite stellen.

b) Schneiden Sie die Wurzeln vom Lauch ab, teilen Sie ihn der Länge nach auf, spülen Sie ihn ab, um grobe Partikel zu entfernen, und schneiden Sie ihn dann in dünne Scheiben. Öl in einem großen Topf erhitzen. Lauch, Zwiebel und Karotte hinzufügen und umrühren, damit sie das Fett aufsaugen, und abdecken. Bei schwacher Hitze etwa 8 Minuten kochen lassen oder bis das Gemüse durchsichtig ist. Tomaten und Linsen zum Gemüse geben. Brühe, Salz, Pfeffer und Wurst hinzufügen. Zum Kochen bringen und dann etwa 25 Minuten köcheln lassen. Petersilie in die Suppe einrühren.

c) Für die Frühlingszwiebelcreme einfach alle Zutaten vermischen. Einen Klecks auf die Suppe geben.

45. Jamaikanische Kürbissuppe

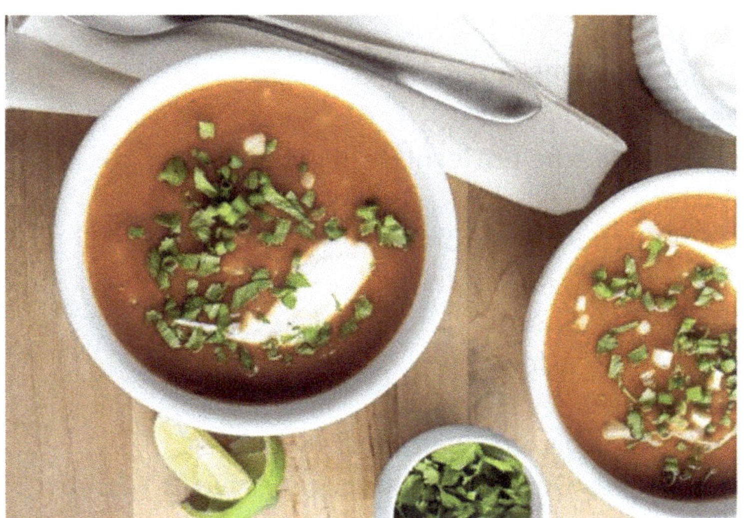

MACHT4

ZUTATEN:

- 1 große Zwiebel, geschält und gehackt
- 1 Karotte, geschält und gehackt
- 1 Jalapeño, Pfeffer, Kerne entfernt, fein gehackt
- 3 Esslöffel Butter
- 2 Teelöffel gemahlener Kreuzkümmel
- 2 Teelöffel gemahlener Koriander
- ½ Teelöffel gemahlener Zimt
- ½ Teelöffel Cayennepfeffer
- ½ Teelöffel Chilipulver
- 1 großer Spaghettikürbis, geschält und gewürfelt
- Hühnerbrühe, um das Gemüse zu bedecken, etwa 3 Tassen
- Saft von 1 Orange
- Saft von 1 Limette

ANCHO-CREME

- 2 bis 3 Ancho-Chilis, halbiert, entstielt und entkernt
- 6 Esslöffel Mandelmilch
- 4 Esslöffel Sauerrahm
- Salz
- Pfeffer
- Limettensaft nach Geschmack

ANWEISUNGEN:

a) In einem großen, schweren Topf Zwiebeln, Karotten und Jalapenopfeffer in Butter anschwitzen, bis sie weich sind

b) Kreuzkümmel, Koriander, Zimt, Cayennepfeffer und Chilipulver hinzufügen

c) Weitere 2 Minuten bei schwacher Hitze kochen lassen

d) Kürbis hinzufügen

e) Die Mischung mit Brühe, dem Saft einer Orange und dem Saft einer Limette bedecken. Etwa eine halbe Stunde köcheln lassen, bis der Kürbis weich ist

f) Abkühlen lassen

g) Die Mischung im Mixer pürieren oder mit einem Stabmixer pürieren

h) Suppe zurück in die Pfanne geben, mit Salz und Pfeffer würzen

i) Nochmals erhitzen und bei Bedarf nachwürzen

j) Ancho-Creme unterrühren

k) Mit saurer Sahne, verdünnt mit etwas Sahne, garnieren

l) Geben Sie den Tupfer in die Mitte einer Suppenschüssel und ziehen Sie ihn mit einem Zahnstocher von der Mitte nach außen, sodass ein Stern oder ein Spinnennetz entsteht

46. Keto-Eiertropfensuppe

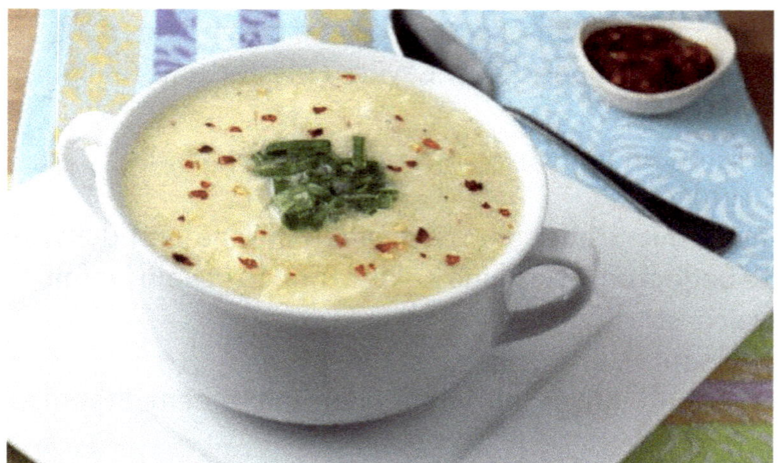

MACHT: 1

ZUTATEN:

- 1 ½ Tassen Hühnerbrühe
- ½ Würfel Hühnerbrühe
- 1 Esslöffel Butter
- 2 große Eier
- 1 Teelöffel Chili-Knoblauch-Paste

ANWEISUNGEN:

a) Stellen Sie eine Pfanne auf den Herd und stellen Sie sie auf mittlere bis hohe Hitze.
b) Hühnerbrühe, Brühwürfel und Butter hinzufügen. Zum Kochen bringen.
c) Die Chili-Knoblauch-Paste einrühren.
d) Die Eier separat verquirlen und in die köchelnde Brühe geben.
e) Gut vermischen und weitere 3 Minuten kochen lassen.
f) Aufschlag.

47. Jamaikanische Garnelensuppe

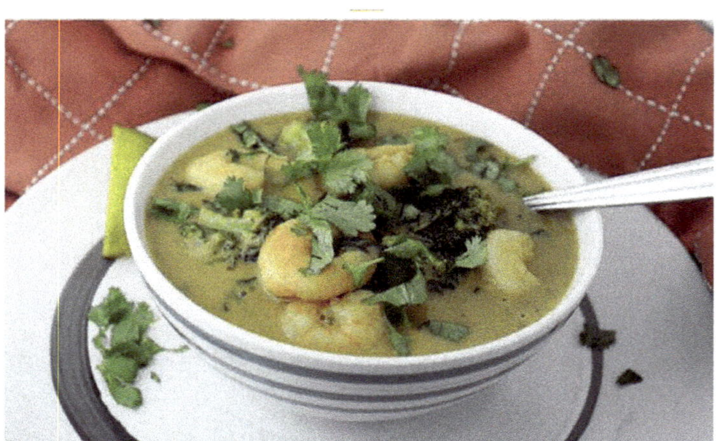

MACHT: 2

ZUTATEN:

- 2 Esslöffel grüne Currypaste
- 1 Tasse Gemüsebrühe
- 1 Tasse Kokosmilch
- 6 Unzen. Vorgekochte Garnelen
- 5 Unzen. Brokkoliröschen
- 3 Esslöffel Koriander, gehackt
- 2 Esslöffel Kokosöl
- 1 Esslöffel Sojasauce
- Saft von ½ Limette
- 1 mittelgroße Frühlingszwiebel, gehackt
- 1 Teelöffel zerdrückter gerösteter Knoblauch
- 1 Teelöffel gehackter Ingwer
- 1 Teelöffel Fischsauce
- ½ Teelöffel Kurkuma
- ½ Tasse Sauerrahm

ANWEISUNGEN:

a) In einem mittelgroßen Topf das Kokosöl schmelzen.

b) Knoblauch, Ingwer, Frühlingszwiebeln, grüne Currypaste und Kurkuma hinzufügen. Sojasauce und Fischsauce hinzufügen.

c) 2 Minuten kochen lassen.

d) Gemüsebrühe und Kokosmilch hinzufügen und gründlich verrühren. Bei schwacher Hitze einige Minuten kochen lassen.

e) Brokkoliröschen und Koriander hinzufügen und gründlich verrühren, sobald das Curry etwas eingedickt ist.

f) Wenn Sie mit der Konsistenz des Currys zufrieden sind, fügen Sie die Garnelen und den Limettensaft hinzu und verrühren Sie alles.

g) Bei schwacher Hitze einige Minuten kochen lassen. Bei Bedarf mit Salz und Pfeffer würzen.

48. Geschmortes Calaloo

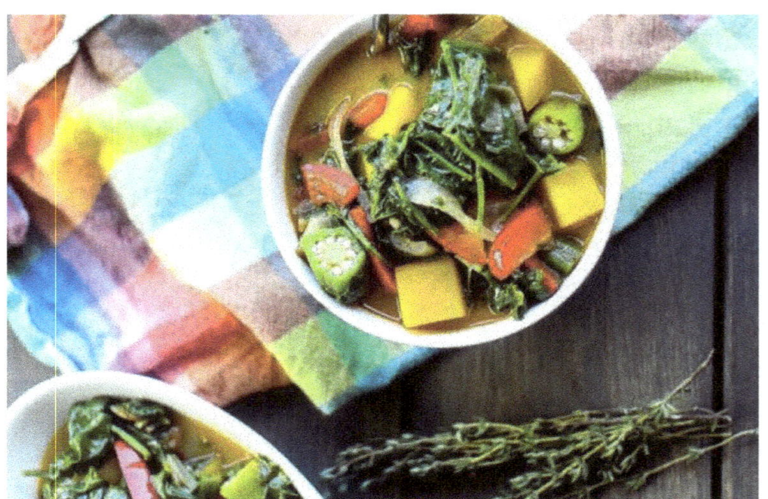

ZUTATEN:

- Gehackte Calaloo-Blätter
- 3 Esslöffel Pflanzenöl
- 2 gehackte Knoblauchzehen
- 2 mittelgroße Zwiebeln
- 1 Tasse Kokosmilch
- Salz
- Pfeffer
- Pfeffersoße

ANWEISUNGEN:

a) Öl in einem schweren Topf erhitzen. Gehackte Zwiebeln und Knoblauch hinzufügen. Wenn sie weich sind, fügen Sie die Calaloo-Blätter hinzu und schwenken Sie sie, bis sie mit Öl bedeckt und welk sind.

b) Fügen Sie Kokosmilch hinzu, bis genug, um Calaloo zu bedecken. Köcheln lassen, bis das Calaloo weich ist und der größte Teil der Milch verdampft ist.

c) Gewürze hinzufügen und als Gemüse servieren.

49. Kokosgarnelensuppe

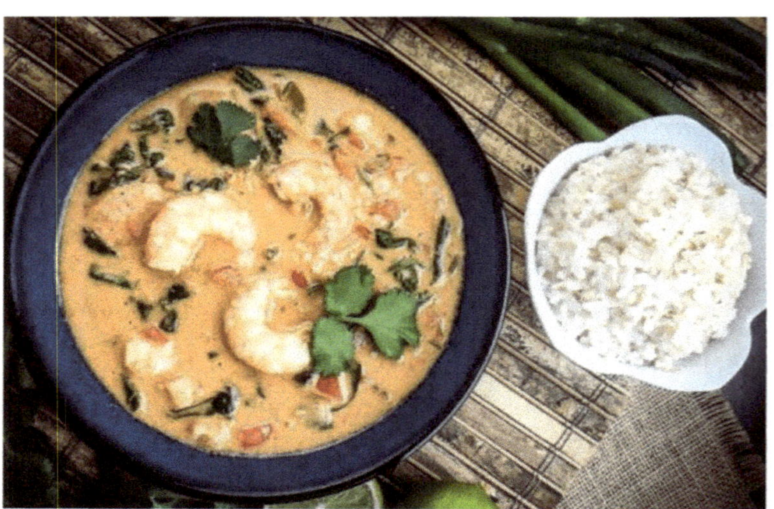

MACHT: 4

ZUTATEN:

- 600 g rohe Garnelen, entdarmt
- 1 kleine Zwiebel gehackt
- 2 mittelgroße Karotten gehackt
- 1 rote Paprika gehackt
- 2-3 Tassen Spinat oder Grünkohl, gehackt
- 2 Frühlingszwiebeln gehackt
- eine Handvoll ganze Okraschoten
- 4 Knoblauchzehen gehackt
- 1 Esslöffel gehackter Ingwer
- 1 Dose Kokosmilch
- 1 Liter Gemüsebrühe
- 1 Teelöffel Meeresfrüchtegewürz
- 1 Teelöffel schwarzer Pfeffer
- 5 Zweige frischer Thymian
- 2 Teelöffel Petersilie
- 1 Scotch-Haube
- ¼ Teelöffel rote Chiliflocken zum Schärfen
- ein Spritzer frischer Limettensaft
- ⅛ Teelöffel rosa Himalaya-Salz

- Kokosnussöl
- 1 Esslöffel Tapioka gemischt mit 2 Esslöffeln warmem Wasser für eine dickere Suppe

ANWEISUNGEN:

a) Die Garnelen in eine mittelgroße Schüssel geben und mit dem Meeresfrüchtegewürz marinieren, dann beiseite stellen.

b) 2 Esslöffel Kokosöl in einem großen Topf bei mittlerer Hitze schmelzen.

c) Anschließend Zwiebeln, Frühlingszwiebeln und Knoblauch hinzufügen und anbraten, bis sie weich und durchscheinend sind.

d) Karotten, Knoblauch, Paprika und Spinat hinzufügen und 5 Minuten weiterkochen

e) Den schwarzen Pfeffer, die Petersilie, den Thymian und die Chiliflocken (falls verwendet) hinzufügen, umrühren und mit dem Gemüse vermengen.

f) Gemüsebrühe und Kokosmilch in den Topf gießen und zum Kochen bringen

g) Fügen Sie den Scotch Bonnet hinzu und reduzieren Sie dann die Hitze bei geschlossenem Deckel auf eine niedrige Stufe.

h) 20 Minuten köcheln lassen

i) Nach 15 Minuten die Okraschoten und Garnelen hinzufügen und die Tapiokapaste unterrühren, wenn die Suppe etwas dicker sein soll

j) Die Limette über die gesamte Suppe auspressen und weitere 5 Minuten köcheln lassen.

50. Gungo-Erbsensuppe

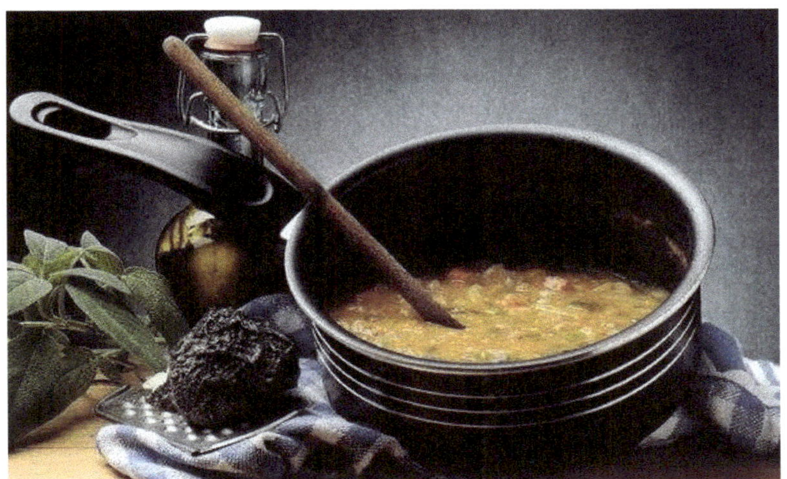

MACHT6-8

ZUTATEN:

- 2 Tassen (400 g) getrocknete Gungo- oder Straucherbsen
- 1 geräucherte Schinkenhaxe
- 2 mittelgroße Zwiebeln, in große Stücke geschnitten
- 2 Karotten, in große Stücke schneiden
- 1 Stange Sellerie, mit Blättern
- 2 Scotch Bonnet- oder Jalapeño-Chilis, entkernt und gewürfelt
- 1 Knoblauchzehe, gehackt
- 1 Lorbeerblatt
- 1 Teelöffel zerstoßene frische Rosmarinblätter oder ¼ Teelöffel zerstoßener getrockneter Rosmarin
- 1 Portion Spinner

ANWEISUNGEN:

a) Bereiten Sie die Spinner vor

b) Die Erbsen waschen und in eine Schüssel geben. Fügen Sie so viel Wasser hinzu, dass es bedeckt ist, und lassen Sie es über Nacht einweichen. Abtropfen lassen und beiseite stellen.

c) 6 Tassen Wasser in einen Suppentopf geben und Schinkenhaxe, Zwiebeln, Karotten, Sellerie, Chilis, Knoblauch, Lorbeerblatt und Rosmarin hinzufügen. Zum Kochen bringen, die Hitze reduzieren und 45 Minuten köcheln lassen. Die Brühe abseihen, die Schinkenhaxe auffangen und das Gemüse wegwerfen. Das Fett aus der Brühe abschöpfen.

d) Geben Sie die Brühe und die Schinkenhaxe zusammen mit den eingeweichten Erbsen wieder in den Suppentopf. Bei schwacher Hitze etwa 2 Stunden köcheln lassen, bis die Erbsen weich sind. Die Hälfte der Erbsen mit einem Schaumlöffel aus der Suppe nehmen und in einer Küchenmaschine pürieren.

e) Das Püree wieder in die Suppe geben.

f) Die vorbereiteten Spinner zur Suppe geben und erhitzen.

51. Instant-Linsen-Gumbo im Topf

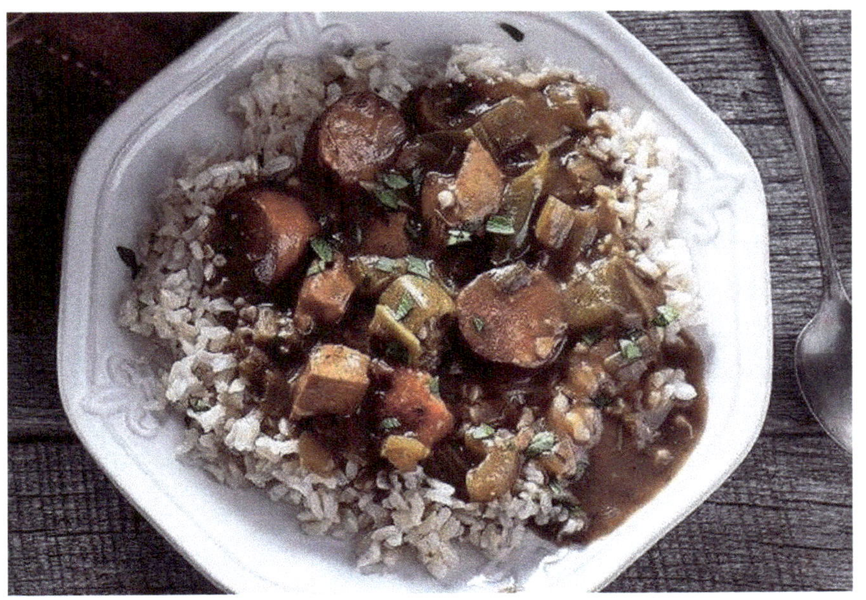

Macht: 6

ZUTATEN:

- 1 Tasse Blumenkohl, fein gehackt
- 1 Dose salzfreie Tomaten, gewürfelt
- 1 Tasse Linsen
- 2 Esslöffel Apfelessig
- 1 ½ Tasse gehackte Zwiebel
- 2 Tassen frische Okraschoten, gehackt
- 2 Esslöffel Gemüsebrühe
- 1 Teelöffel Cajun-Gewürzmischung
- 1 rote Paprika, gehackt
- ½ Tasse Tomatensauce
- 1 Teelöffel gehackter Knoblauch
- 3 Tassen Gemüsebrühe
- 2 Sellerierippen, gehackt
- ½ Esslöffel frischer Oregano
- 1 Esslöffel frischer Thymian
- ½ Teelöffel Cayennepfeffer
- Koscheres Salz nach Geschmack
- Geschnittene Jalapenos und frischer Koriander zum Garnieren
- Gülle zum Eindicken

ANWEISUNGEN:

a) In einem Topf Gemüsebrühe, Zwiebel, Knoblauch, Paprika und Sellerie 5 Minuten anbraten, bis sie weich und aromatisch sind.

b) Die Gewürze hinzufügen und erneut 1 Minute lang verrühren.

c) Die restlichen Zutaten außer Salz und Pfeffer hinzufügen und vermischen.

d) Setzen Sie den Deckel auf einen Schnellkochtopf und lassen Sie ihn mindestens 12 Minuten kochen. Die natürliche Freisetzung sorgt am besten dafür, dass die Linsen vollständig gegart sind. Wenn Sie jedoch in der Klemme sind, decken Sie die Entlüftung mit einem Tuch ab und lassen Sie sie dann schnell los.

e) Nach dem Kochen ½ Teelöffel Salz und Pfeffer hinzufügen. Umrühren und 10 Minuten warm halten, bis der Gumbo eine dicke Konsistenz hat. (Fügen Sie beim Kochen des Gumbo kein zusätzliches Salz hinzu.)

f) Zum Servieren in Schüsseln vorbereiten und mit Jalapeños, frischem Koriander und Paprikaflocken garnieren.

52. Alaska-Oktopus-Gumbo

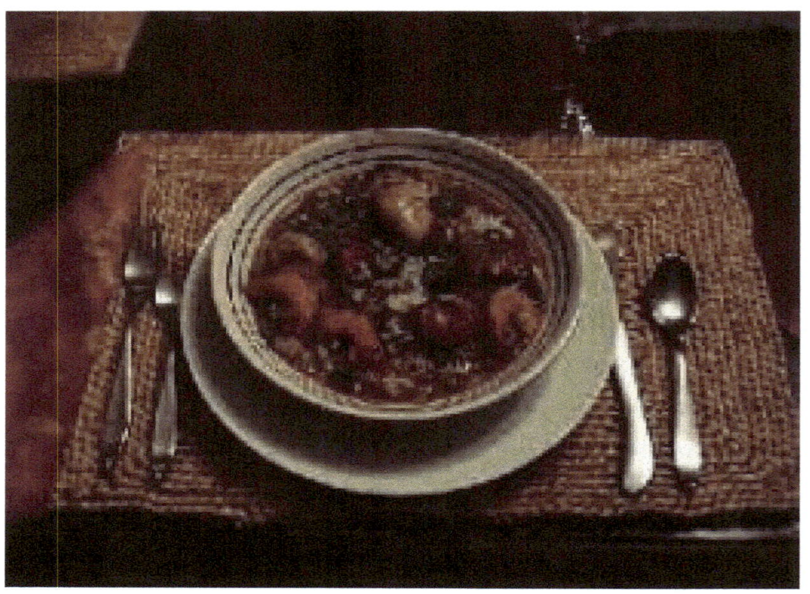

Ergibt: 4 Portionen

ZUTATEN:
½ Tasse gewürfelter Speck
2 Tassen Wasser
1 Pint Frischer Tintenfisch, gedämpft, bis er weich ist
2 Tassen leicht ungekochter gedämpfter Reis
1 Pfund Tomatenkonserven
1 Dose Okra
½ Tasse gewürfelte Zwiebeln
1 gewürfelter grüner Pfeffer
¼ Teelöffel Cayennepfeffer
½ Tasse gewürfelter Sellerie
Salz und Pfeffer nach Geschmack

Speck 15 Minuten in Wasser kochen, dann die restlichen Zutaten hinzufügen. Zusammen zehn Minuten köcheln lassen. Mit warmem Maisbrot servieren.

53. Gebackenes Gemüse-Gumbo-Creole

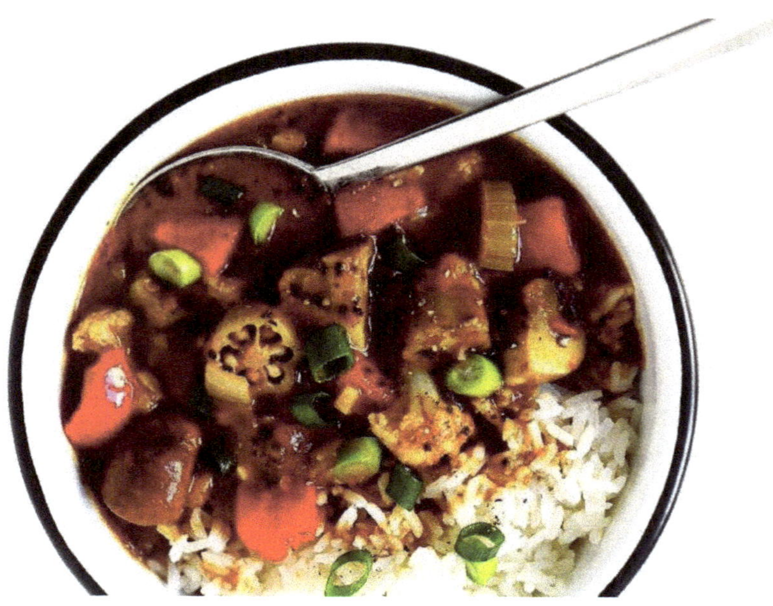

Ergibt: 10 Portionen

ZUTATEN:
1 Pfund frische Okra, Diag. geschnitten
2 Packungen gefrorene, geschnittene Okra (10 Unzen)
Kochendes Salzwasser
1 Rippensellerie, diagonal in Scheiben geschnitten
2 Paprika, in Streifen
2 Packungen gefrorene Limabohnen (10 Unzen)
8 Ähren frische Maiskörner
2 Packungen gefrorener Mais, aufgetaut (10 Unzen)
Butter oder Margarine
Semmelbrösel
1 kleine Zwiebel, gehackt
4 reife Tomaten, in Scheiben geschnitten
2 Serrano-Chilis, in dünne Scheiben geschnitten
1 Teelöffel gehackter frischer Basilikum
½ Teelöffel getrocknetes Basilikum, zerbröselt
Salz nach Geschmack
Schwarzer Pfeffer nach Geschmack
½ Tasse zerkleinerter Monterey Jack

ANWEISUNGEN:

a) Frische Okra kurz in kochendem Salzwasser kochen; Abfluss.

b) Sellerie in kochendem Salzwasser blanchieren.

c) Paprika und Limabohnen hinzufügen und kochen, bis sie gerade weich sind; Während der letzten 30 Sekunden Mais hinzufügen (nicht zu lange kochen) und dann das Gemüse abtropfen lassen.

d) Eine große Auflaufform mit Butter bestreichen und mit Semmelbröseln bestreuen. Fügen Sie eine Schicht Mais-Bohnen-Mischung und Okra hinzu.

e) Zwiebeln, Tomaten und Basilikum mischen; Eine Schicht Zwiebel-Tomaten-Mischung über die untere Schicht in der Schüssel geben.

f) Mit Chili bestreuen und mit Salz und Pfeffer würzen.

g) Mit Butter bestreichen und mit Semmelbröseln bestreuen.

h) Wiederholen Sie das Schichten, bis der Auflauf gefüllt ist.

i) Mit einer Schicht Okra belegen, die in Krümel getunkt und leicht in Butter angebraten wurde. Nach Belieben gleichmäßig mit geriebenem Käse bestreuen.

j) Ohne Deckel im vorgeheizten Ofen bei 300°C 1 Stunde lang backen.

54. Cajun-Wels-Gumbo

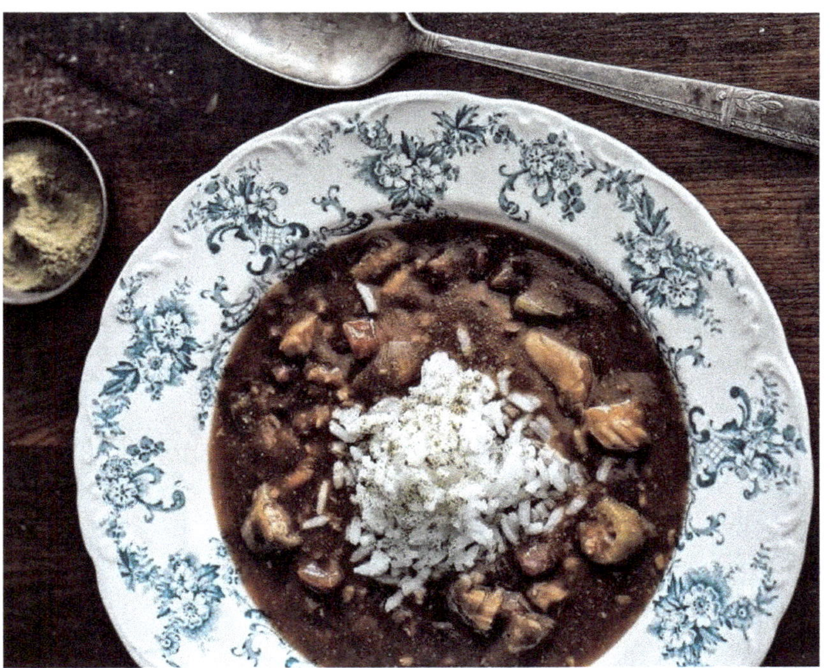

Ergibt: 10 Portionen

ZUTATEN:

2 Tassen gehackte Zwiebeln
2 Tassen Frühlingszwiebeln; gehackt *
1 Tasse gehackter Sellerie
½ Tasse Paprika; gehackt
6 Cl Knoblauch; gehackt
6 7-Unzen-Welsfilets; einschneiden
3 7-Unzen-Welsfilets; für st
1 Pfund Krabbenfleisch; (Klaue)
1 Pfund Garnelen; (geschält)
1½ Tasse Öl
1½ Tasse Mehl
4 Liter heißes Wasser
Salz; schmecken
Cayennepfeffer; schmecken
* Grüns trennen und reservieren.

ANWEISUNGEN:

a) In einem separaten Topf 3 (7 Unzen) Welsfilets in 1 Liter leicht gesalzenem Wasser 15 Minuten köcheln lassen. Durch ein Käsetuch abseihen und die Flüssigkeit auffangen. Wels hacken und Fleisch aufbewahren. Geben Sie Öl und Mehl in einen Gumbo-Topf mit schwerem Boden. Bei mittlerer Hitze unter ständigem Rühren goldbraun braten. Achtung, nicht verbrennen! Alle Gewürze außer den Frühlingszwiebeln hinzufügen. 5 Minuten anbraten.

b) Fügen Sie die gesamte Fischbrühe und den gehackten Wels hinzu. Geben Sie eine Kelle nach der anderen heißes Wasser hinzu, bis die Konsistenz einer dicken Suppe erreicht ist. Krallenkrabbenfleisch und die Hälfte der Garnelen hinzufügen. Reduzieren, um zu köcheln. Etwa 45 Minuten kochen lassen, dabei gelegentlich umrühren. Den Wels, die restlichen Garnelen und die Frühlingszwiebeln dazugeben. 10-15 Minuten kochen lassen. Mit Salz und Cayennepfeffer abschmecken. Fügen Sie bei Bedarf Wasser hinzu, um das Volumen zu erhalten. Über weißem Reis servieren.

55. Kohl-Schinken-Haxen-Gumbo

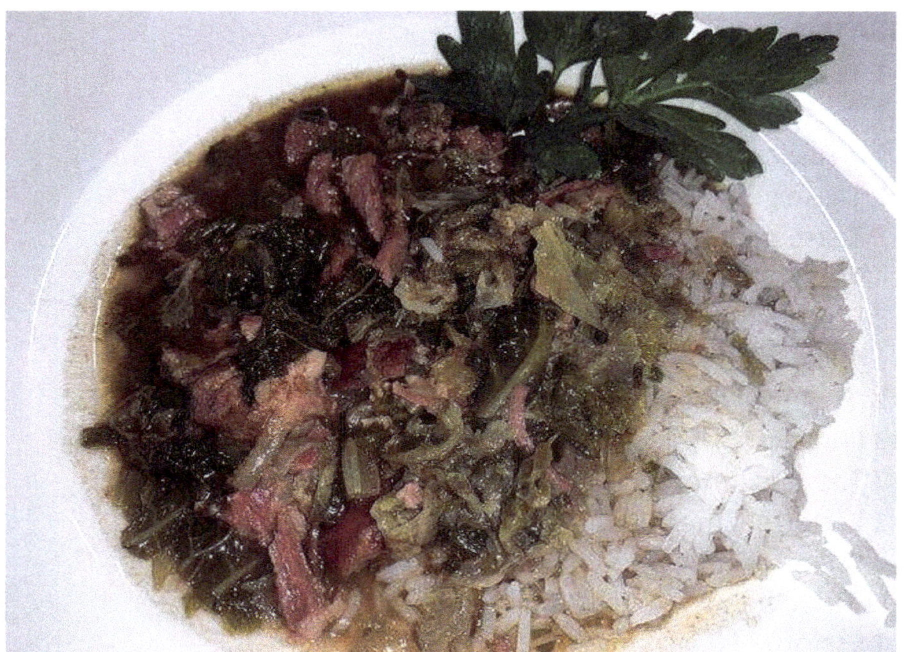

Ergibt: 4 Portionen

ZUTATEN:

- 1 Tasse Pflanzenöl
- 1 Tasse Mehl
- 1½ Tasse gehackte Zwiebeln
- 1 Tasse gehackter Sellerie
- 1 Tasse gehackte Paprika
- 4 Tassen julienned Wirsing
- 2 Pfund geräucherte Schinkenhaxen
- 1½ Teelöffel Salz
- ¼ Teelöffel Cayennepfeffer
- 3 Lorbeerblätter
- 7 Tassen Hühnerbrühe
- 1 Esslöffel Emeril-Essenz
- 2 Esslöffel gehackte Petersilie
- ½ Tasse gehackte Frühlingszwiebeln
- 1 Esslöffel Feilenpulver
- 2 Tassen gekochter weißer Reis

ANWEISUNGEN:

a) Öl und Mehl in einem großen Schmortopf aus Gusseisen oder emailliertem Gusseisen bei mittlerer Hitze vermischen. Unter langsamem und gleichmäßigem Rühren für 20 bis 25 Minuten entsteht eine dunkelbraune Mehlschwitze, die die Farbe von Schokolade hat. Fügen Sie die Zwiebeln, den Sellerie und die Paprika hinzu und rühren Sie 4 bis 5 Minuten lang weiter, oder bis sie zusammengefallen sind. Den Kohl dazugeben und weitere 2 Minuten anbraten. Schinkenhaxen, Salz, Cayennepfeffer und Lorbeerblätter hinzufügen. 3 bis 4 Minuten lang weiterrühren. Fügen Sie die Brühe und Emeril's Essence hinzu. Rühren, bis die Mehlschwitze-Mischung und die Brühe gut vermischt sind. Zum Kochen bringen, dann die Hitze auf mittlere bis niedrige Stufe reduzieren. Ohne Deckel unter gelegentlichem Rühren 2½ Stunden kochen lassen. Eventuell an die Oberfläche steigendes Fett abschöpfen. 30 Minuten weiter köcheln lassen. Vom Herd nehmen.

b) Petersilie, Frühlingszwiebeln und Feilenpulver unterrühren. Lorbeerblätter und Schinkenhaxen entfernen. Schneiden Sie das Fleisch von den Haxen und legen Sie es zurück in den Gumbo. In tiefen Schüsseln mit dem Reis servieren.

56. Hühnchen-Okra-Gumbo-Plains-Art

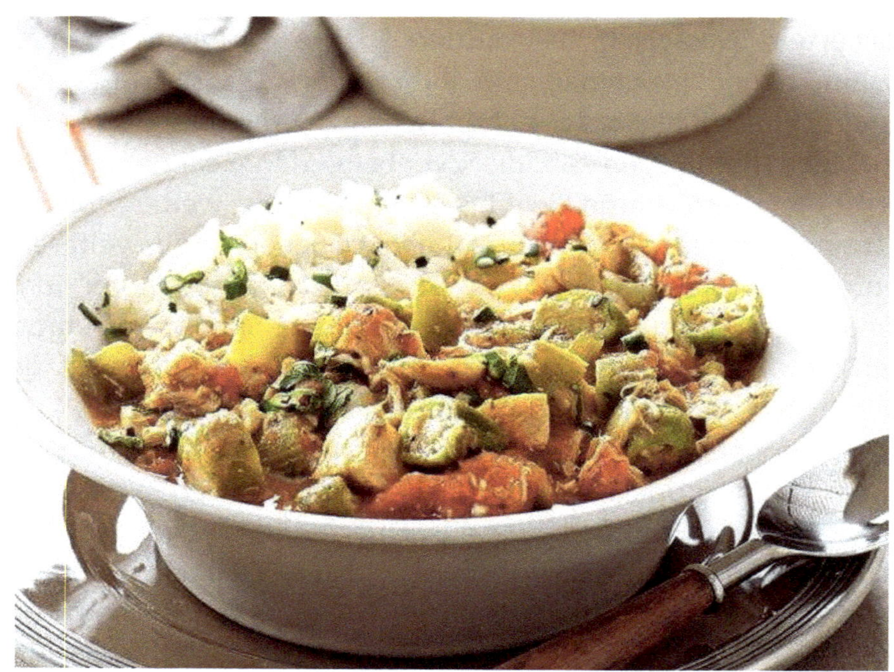

Ergibt: 12 Portionen

ZUTATEN:

¼ Pfund gesalzenes Schweinefleisch
1 Brathähnchen, zerschnitten
Mehl
3 Esslöffel Butter
1 Zwiebel, g, mild, geschält/gehackt
20 Okraschoten*
6 Tomaten, groß, frisch, gehackt
1 rote Paprika, scharf**
3 Zweige Petersilie, gehackt
1 Lorbeerblatt
3 Liter Wasser, bei Bedarf mehr
Salz nach Geschmack
Pfeffer nach Geschmack
2 Esslöffel Mehl (optional)
Gekochter weißer Reis
* – Okra kann frisch geschnitten sein oder durch eine 10-Unzen-Packung gefrorener Okra ersetzt werden, die ausreichend aufgetaut ist, um die Okra-Scheiben zu trennen.

** - Kerne entfernt und fein gehackt.

ANWEISUNGEN:

a) Waschen Sie gesalzenes Schweinefleisch unter kaltem Wasser, um überschüssiges Salz abzuspülen. Trocken tupfen und in kleine Würfel schneiden.
b) In einen großen, schweren Suppentopf geben und bei schwacher Hitze kochen, bis das gesamte Fett verdampft ist. Die knusprigen Schweinewürfel herausnehmen und auf Küchenpapier abtropfen lassen. Beiseite legen.
c) Hähnchenstücke mit Küchenpapier trockentupfen und leicht mit Mehl bestäuben. Drücken Sie Mehl in jedes Stück und schütteln Sie dann alles überschüssige Mehl ab. Das gesalzene Schweinefleisch

fast bis zum Rauchen erhitzen. Die bemehlten Hähnchenstücke nacheinander im heißen Fett anbraten. Wenn es gebräunt ist, herausnehmen und beiseite stellen.

d) Fett abgießen und entsorgen. Butter in den Suppentopf geben und bei schwacher Hitze erhitzen. Wenn es geschmolzen ist, fügen Sie Zwiebel und Okra hinzu und kochen Sie es unter häufigem Rühren mit einem Holzlöffel, bis die Zwiebel weich ist. Achten Sie darauf, dass die Okra nicht anbrennt.

e) Geben Sie das Hähnchen zurück in den Topf und fügen Sie die restlichen Zutaten außer Salz und Pfeffer sowie optionalem Mehl hinzu. Etwa 1,5 Stunden köcheln lassen, bei Bedarf weiteres Wasser hinzufügen. Vom Herd nehmen. Lorbeerblatt entfernen und wegwerfen. Haut und Knochen von den Hähnchenstücken entfernen und das Fleisch wieder in den Topf geben. Bei Bedarf erneut erhitzen. Falls gewünscht, die Mischung mit 1–2 Esslöffeln Mehl andicken, mit etwa einer halben Tasse kaltem Wasser zu einer Paste vermischen und bei schwacher Hitze weitere 10–15 Minuten rühren.

f) In große Suppenschüsseln über Hügel frisch gekochten, lockeren weißen Reises schöpfen. Streuen Sie knusprige Schweinefleischwürfel über jede Portion.

JAMBALAYA

57. Geschmorte Gans und Foie Gras Jambalaya

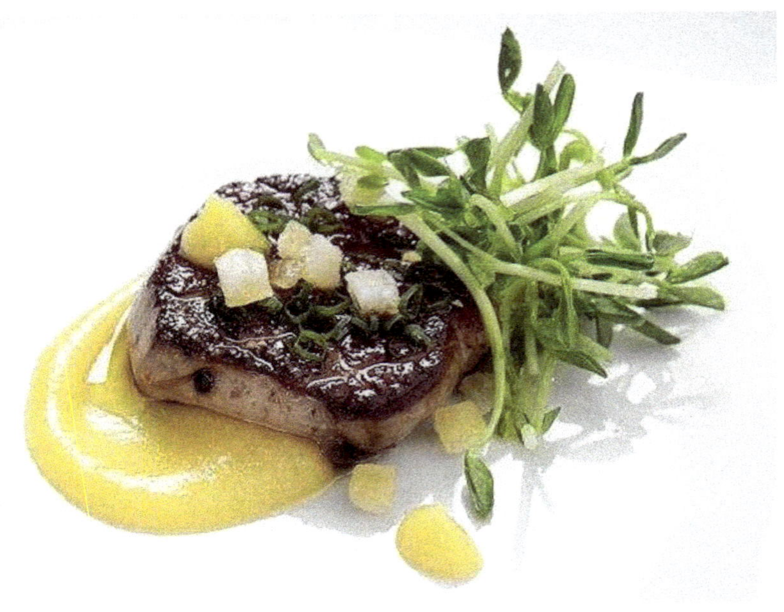

FÜR 4–6 PORTIONEN

ZUTATEN:
1 Tasse Gänsefleisch
6 Unzen Gänseleber, gehackt
12 Knoblauchzehen, geschält und gehackt
1 Zwiebel, mittelgroß gewürfelt
2 grüne Paprika, mittelgroß gewürfelt
6 Selleriestangen, mittelgroß gewürfelt
2 Lorbeerblätter
1 Teelöffel Cayennepfeffer
4 Esslöffel koscheres Salz oder nach Geschmack
½ Tasse Rotwein
2 Tassen Reis
4 Tassen Geflügelbrühe
1 Esslöffel gehackter frischer Salbei
1 Esslöffel gehackter frischer Thymian

ANWEISUNGEN:

a) Das Gänsefleisch in einer mittelgroßen Pfanne bei starker Hitze unter Rühren kochen, bis es gebräunt ist. Reduzieren Sie die Hitze auf eine niedrige Stufe, fügen Sie eine kleine Menge Wasser hinzu, decken Sie das Fleisch fest ab und kochen Sie es etwa 1–2 Stunden lang, bis das Fleisch zart ist.

b) Stellen Sie eine Schmorpfanne mit schwerem Boden auf mittlere bis hohe Hitze. Die Gänseleberpastete in die Pfanne geben und 5 Sekunden lang schwenken, bis sie schmilzt. Knoblauch, Zwiebel, Paprika, Sellerie, Lorbeerblätter, Cayennepfeffer und Salz hinzufügen. Mit einem Holzlöffel 3–5 Minuten lang gleichmäßig schwenken oder bis die Zwiebel durchscheinend und das Gemüse weich ist und anfängt zu bräunen.

c) Den Wein hinzufügen und unter ständigem Rühren die Pfanne ablöschen, sodass die Flüssigkeit vollständig verdunsten kann.

d) Fleisch, Reis und Brühe hinzufügen und den Jambalaya zum Kochen bringen. Die Hitze reduzieren, die Pfanne abdecken und 10 Minuten kochen lassen. Schalten Sie den Herd aus, halten Sie die Pfanne abgedeckt und lassen Sie den Reis weiter dämpfen, bis er gar ist. Den Reis mit einer Gabel auflockern und Salbei und Thymian hinzufügen.

58. Bad Barts Black Jambalaya

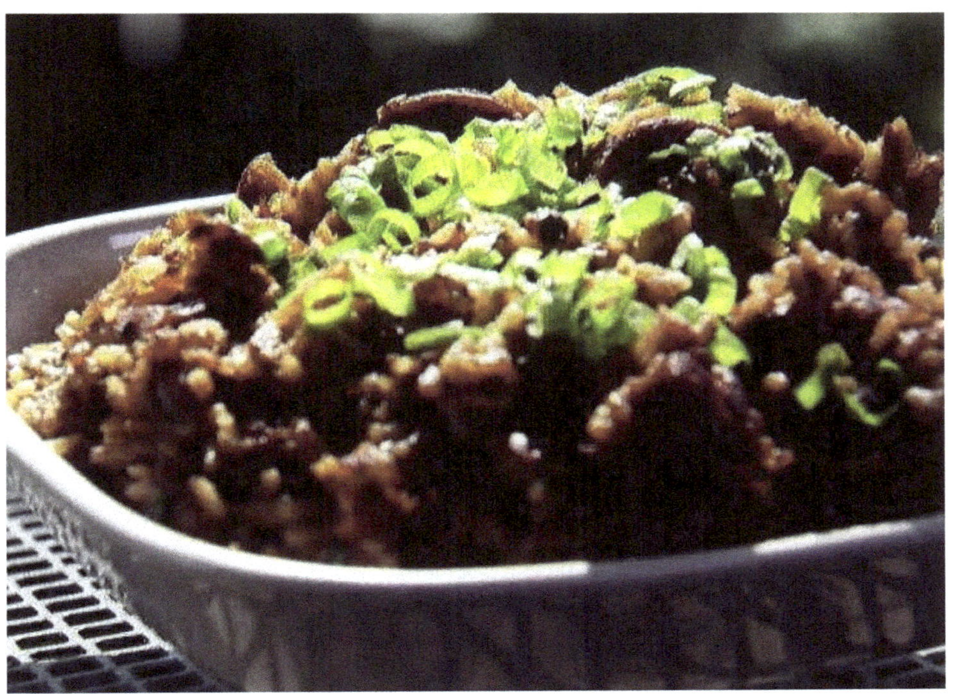

Ergibt 10–12 Portionen

ZUTATEN:

- 1/4 Tasse Pflanzenöl
- 1 Pfund geräucherte Louisiana-Wurst, wie Andouille, Chaurice oder Frühlingszwiebel, in 0,6 cm dicke Scheiben geschnitten
- 1 große Zwiebel, gewürfelt
- 3 Selleriestangen, gewürfelt
- 2 Poblano-Paprikaschoten, gewürfelt
- 1/4 Tasse gehackter Knoblauch
- ½ Pfund geräucherter Schweinerücken
- ½ Pfund geräucherte Hähnchenschenkel
- 1 (12 Unzen) Dose Schwarzaugenerbsen
- 4 Tassen Brühe, vorzugsweise Schweinefleisch
- 2 Esslöffel gehackter frischer Oregano
- 2 Esslöffel gehackte glatte Petersilie
- 2 Esslöffel gehackter frischer Thymian
- 1 Esslöffel koscheres Salz
- 1 Teelöffel frisch gemahlener schwarzer Pfeffer
- 1 Teelöffel Cayennepfeffer
- 2 Tassen Langkornreis von Uncle Ben

ANWEISUNGEN:

a) In einem großen, schweren Topf (vorzugsweise aus schwarzem Gusseisen) das Öl bei mittlerer Hitze erhitzen. Die Wurst hinzufügen und kochen, bis sie sich kräuselt. Zwiebeln, Sellerie, Paprika und Knoblauch hinzufügen und glasig dünsten. Fügen Sie das Schweinefleisch hinzu und kochen Sie es 5 Minuten lang unter häufigem Rühren. Fügen Sie das Huhn hinzu und kochen Sie es weitere 5 Minuten. Die Schwarzaugenerbsen hinzufügen und weitere 5 Minuten kochen.

b) Brühe hinzufügen und zum Kochen bringen. Die Kräuter und Gewürze und dann den Reis hinzufügen und zum Köcheln bringen. Abdecken und bei schwacher Hitze etwa 30 Minuten kochen lassen, bis der Reis gar ist.

59. Hähnchen, Garnelen und Wurst Jambalaya

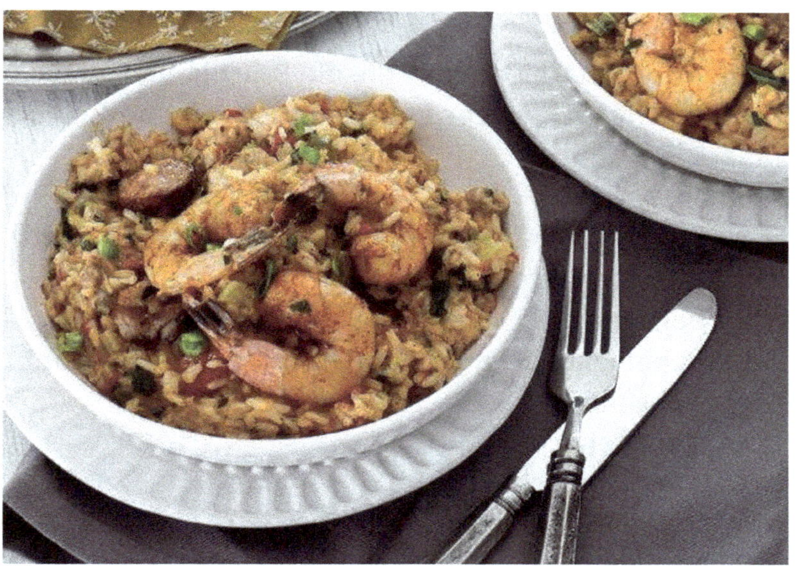

Ergibt 6–8 Portionen

ZUTATEN:

- 1 Hähnchen, in 10 Stücke geschnitten, die Brust in Viertel teilen. Salz, frisch gemahlener schwarzer Pfeffer und kreolische Gewürze nach Geschmack
- 1/4 Tasse Pflanzenöl
- 1 Pfund geräucherte Wurst, vorzugsweise Schweinefleisch, in 0,6 cm dicke Scheiben geschnitten
- 1 große Zwiebel, gehackt
- 6 Frühlingszwiebeln, gehackt, grüne und weiße Teile getrennt
- 1 grüne Paprika, gehackt
- 2 Selleriestangen, gehackt
- 4 Knoblauchzehen, gehackt
- 3 Tassen Wasser oder mehr nach Bedarf
- ½ Teelöffel Salz
- ½ Teelöffel frisch gemahlener schwarzer Pfeffer
- 1 Esslöffel kreolisches Gewürz
- 1 ½ Tassen langkörniger weißer Reis
- 2 Pfund Garnelen, geschält und entdarmt, oder 1 Pfund mittelgroße geschälte und entdarmte gefrorene Garnelen, aufgetaut
- 1/3 Tasse gehackte italienische glatte Petersilie

ANWEISUNGEN:

a) Die Hähnchenteile abspülen und trocken tupfen. Von allen Seiten mit Salz, frisch gemahlenem schwarzem Pfeffer und kreolischen Gewürzen würzen. Das Öl in einem großen, schweren Topf erhitzen. Wenn es heiß ist, das Hähnchen von allen Seiten anbraten und auf Küchenpapier legen. Die Wurst anbraten und aus dem Topf nehmen.

b) Geben Sie bei Bedarf so viel Öl hinzu, dass der Topfboden bedeckt ist. Die Zwiebel, die weißen Teile der Frühlingszwiebeln, die Paprika und den Sellerie dazugeben und glasig dünsten. Den Knoblauch dazugeben und noch eine Minute anbraten. Wasser und Gewürze hinzufügen und bei starker Hitze zum Kochen bringen. Den Reis hinzufügen, abdecken und die Hitze auf eine niedrige Stufe reduzieren. 20 Minuten köcheln lassen. Rühren Sie vorsichtig die Garnelen (zu diesem Zeitpunkt sollte sich noch etwas Flüssigkeit am Boden des Topfes befinden. Wenn nicht, fügen Sie 1/4 Tasse Wasser für Feuchtigkeit hinzu, während die Garnelen kochen), die Frühlingszwiebelspitzen und die Petersilie und lassen Sie es köcheln Weitere 10 Minuten oder bis das Wasser absorbiert ist. Vorsichtig umrühren, damit die Zutaten nicht zerfallen.

c) Heiß servieren mit heißem französischem Brot und Salat und scharfer Louisiana-Sauce als Beilage.

60. Langusten und Wurst Jambalaya

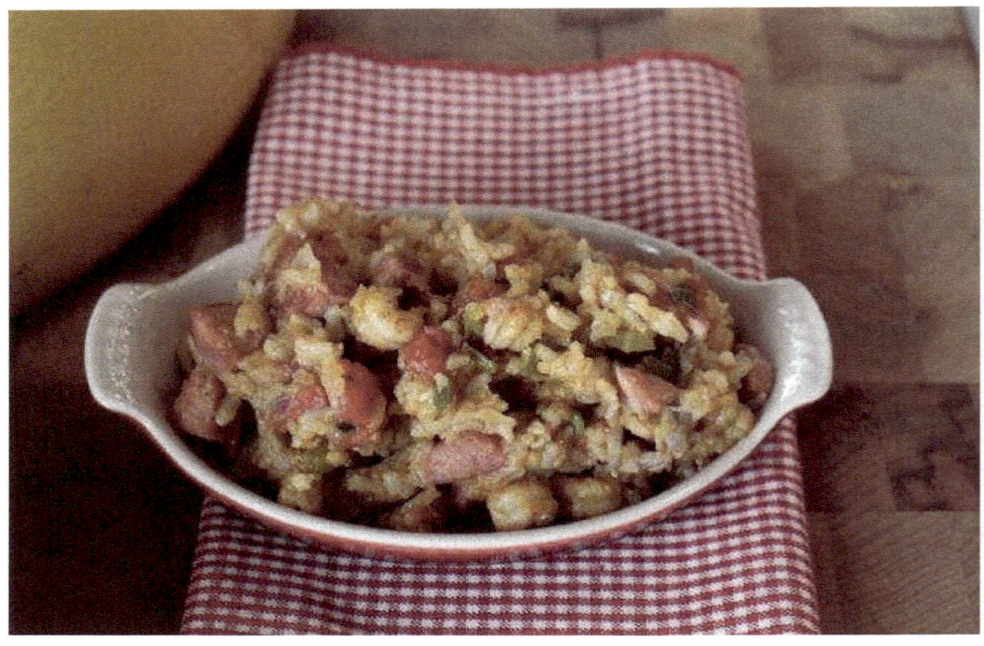

Ergibt 8–10 Portionen

ZUTATEN:

- 3 Esslöffel Pflanzenöl
- 1 mittelgroße Zwiebel, gehackt
- 1 Bund Frühlingszwiebeln, gehackt, weiße und grüne Teile getrennt
- 1 grüne Paprika, gehackt
- 2 Selleriestangen, gehackt
- 3 Knoblauchzehen, gehackt
- 1 Pfund geräucherte Wurst, in 0,6 cm dicke Scheiben geschnitten
- 1 (14,5 Unzen) Dose gewürfelte Tomaten
- 1 Esslöffel Tomatenmark
- Vorzugsweise 3 Tassen Meeresfrüchtebrühe oder Hühnerbrühe oder Wasser
- ½ Teelöffel getrockneter Thymian
- 1/4 Teelöffel kreolisches Gewürz
- ½ Teelöffel Salz
- ½ Teelöffel frisch gemahlener schwarzer Pfeffer
- 1 Teelöffel Worcestershire-Sauce
- 1 ½ Tassen Reis
- 1 Pfund Louisiana-Flussfischschwänze mit Fett
- 2 Esslöffel gehackte glatte Petersilie

ANWEISUNGEN:

a) Das Öl in einem großen, schweren Topf erhitzen. Die Zwiebel, die weißen Teile der Frühlingszwiebeln, die Paprika und den Sellerie dazugeben und glasig dünsten. Den Knoblauch und die Wurst dazugeben und noch ein paar Minuten anbraten. Tomaten, Tomatenmark und Brühe hinzufügen und zum Kochen bringen. Die Gewürze außer der Petersilie hinzufügen, die Hitze reduzieren, abdecken und 5 Minuten köcheln lassen. Zum Kochen bringen und den Reis hinzufügen. Die Hitze erneut reduzieren und zugedeckt 10 Minuten köcheln lassen. Die Langusten und die Frühlingszwiebeln dazugeben und noch etwa 20 Minuten köcheln lassen, bis die Flüssigkeit aufgesogen ist. Vom Herd nehmen und mit der Petersilie belegen.

61. Pastalaya

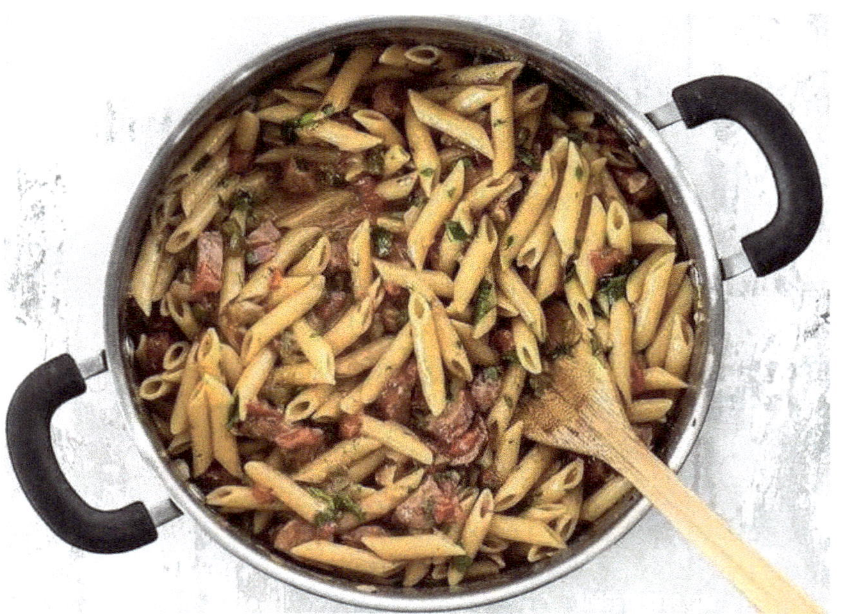

Ergibt 6–8 Portionen

ZUTATEN:

- 3 Esslöffel Pflanzenöl, z. B. Rapsöl
- ½ Pfund geräucherte Wurst, in ½ Zoll dicke Scheiben geschnitten
- 2 Hähnchenbrüste ohne Knochen und Haut, in mundgerechte Würfel geschnitten
- 1 große Zwiebel, gehackt
- ½ grüne Paprika, gehackt
- 2 Selleriestangen, gehackt
- 6 Frühlingszwiebeln, gehackt
- 3 große Knoblauchzehen, gehackt
- 1 (14,5 Unzen) Dose gewürfelte Tomaten
- 3 Tassen Hühnerbrühe, hausgemacht oder aus der Dose
- ½ Teelöffel getrockneter Thymian
- ½ Teelöffel kreolisches Gewürz
- Salz und frisch gemahlener schwarzer Pfeffer nach Geschmack
- 12 Unzen Spaghetti oder andere Nudeln

ANWEISUNGEN:

a) Das Öl in einem großen, schweren Topf heiß erhitzen. Die Wurst bei starker Hitze von beiden Seiten anbraten und aus dem Topf nehmen. Die Hähnchenwürfel anbraten und aus dem Topf nehmen. Reduzieren Sie die Hitze auf mittlere Hitze und braten Sie die Zwiebeln, Paprika, Sellerie und Frühlingszwiebeln an, bis sie zusammenfallen. Den Knoblauch dazugeben und noch eine Minute anbraten. Fügen Sie die Tomaten und die Hühnerbrühe hinzu und geben Sie die Wurst und das Huhn wieder in den Topf. Zugedeckt 15 Minuten köcheln lassen.

b) Die Nudeln dazugeben und in die Flüssigkeit einrühren. Zugedeckt bei mittlerer bis niedriger Hitze unter gelegentlichem Rühren weitere 15 Minuten köcheln lassen oder bis die Nudeln al dente sind und den größten Teil der Flüssigkeit aufgesogen haben.

62. Slow Cooker Jambalaya

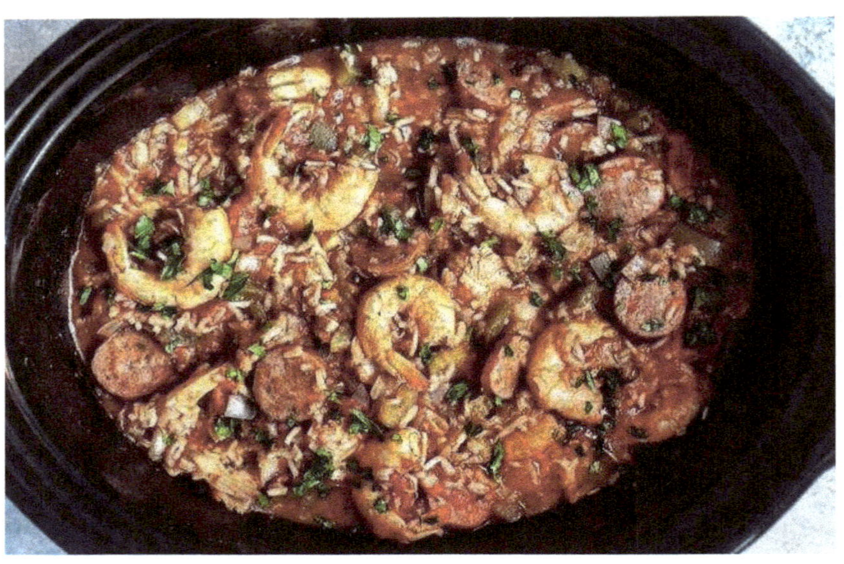

Ergibt 6–8 Portionen

ZUTATEN:

- 1 ½ Pfund Hähnchenschenkel ohne Knochen, abgespült, von überschüssigem Fett befreit und in 2,5 cm große Würfel geschnitten
- 3 Glieder geräucherte Cajun-Wurst (insgesamt etwa 14 Unzen), in 1/4 Zoll dicke Runden geschnitten
- 1 mittelgroße Zwiebel, gehackt
- 1 grüne Paprika, gehackt
- 1 Selleriestange, gehackt
- 3 Knoblauchzehen, gehackt
- 2 Esslöffel Tomatenmark
- 1 Teelöffel kreolisches Gewürz
- 1 Teelöffel Salz
- ½ Teelöffel frisch gemahlener schwarzer Pfeffer
- ½ Teelöffel Tabasco-Sauce
- ½ Teelöffel Worcestershire-Sauce
- 2 Tassen Hühnerbrühe
- 1 ½ Tassen Langkornreis
- 2 Pfund mittelgroße Garnelen, geschält und entdarmt (optional)

ANWEISUNGEN:

a) Geben Sie alle Zutaten (außer den Garnelen, falls verwendet) in einen Slow Cooker. Umrühren, abdecken und 5 Stunden auf niedriger Stufe kochen lassen.

b) Wenn Sie Garnelen verwenden, rühren Sie diese nach 5 Stunden Garzeit vorsichtig ein und garen Sie sie 30 Minuten bis 1 weitere Stunde lang auf höchster Stufe, oder bis die Garnelen gar, aber nicht verkocht sind.

63. Jambalaya aus roten Bohnen

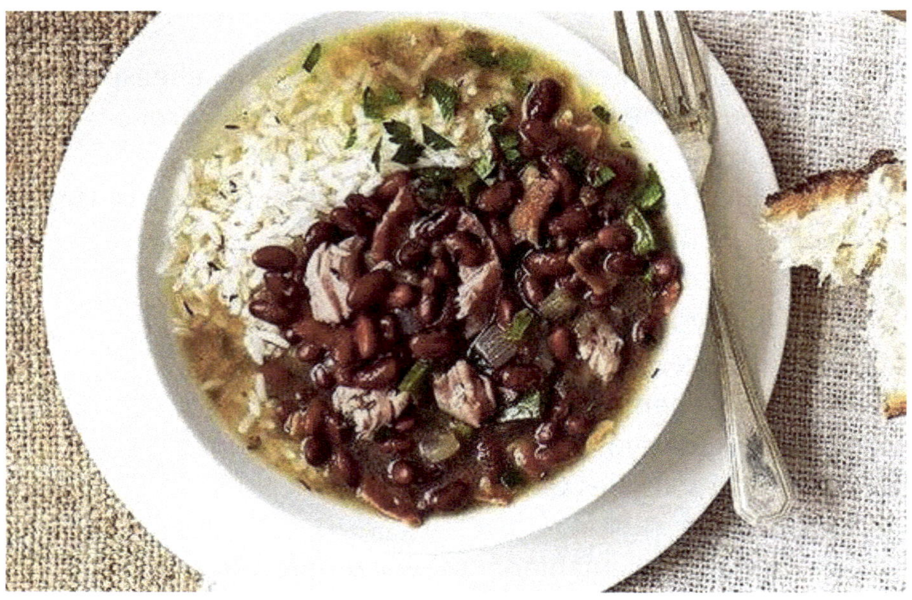

Ergibt 4 Portionen

ZUTATEN:

- 1 Esslöffel Olivenöl
- 1 mittelgroße gelbe Zwiebel, gehackt
- 2 Sellerierippen, gehackt
- 1 mittelgroße grüne Paprika, gehackt
- 3 Knoblauchzehen, gehackt
- 1 Tasse Langkornreis
- 3 Tassen gekochte oder 2 (15,5 Unzen) Dosen dunkelrote Kidneybohnen
- 1 (14,5 Unzen) Dose gewürfelte Tomaten, abgetropft
- (14,5 Unzen) Dose zerkleinerte Tomaten
- (4 Unzen) Dose milde grüne Chilis, abgetropft
- 1 Teelöffel getrockneter Thymian
- 1⁄2 Teelöffel getrockneter Majoran
- 1 Teelöffel Salz
- Frisch gemahlener schwarzer Pfeffer
- 21⁄2 Tassen Gemüsebrühe
- 1 Esslöffel gehackte frische Petersilie zum Garnieren
- Tabasco-Sauce (optional)

ANWEISUNGEN:

a) In einem großen Topf das Öl bei mittlerer Hitze erhitzen. Zwiebel, Sellerie, Paprika und Knoblauch hinzufügen. Abdecken und ca. 7 Minuten kochen lassen, bis es weich ist.

b) Reis, Bohnen, gewürfelte Tomaten, zerdrückte Tomaten, Chilis, Thymian, Majoran, Salz und schwarzen Pfeffer nach Geschmack hinzufügen. Die Brühe hinzufügen, abdecken und etwa 45 Minuten köcheln lassen, bis das Gemüse weich und der Reis zart ist.

c) Mit Petersilie und ggf. einem Schuss Tabasco bestreuen und servieren.

64. Gebackener Jambalaya-Auflauf

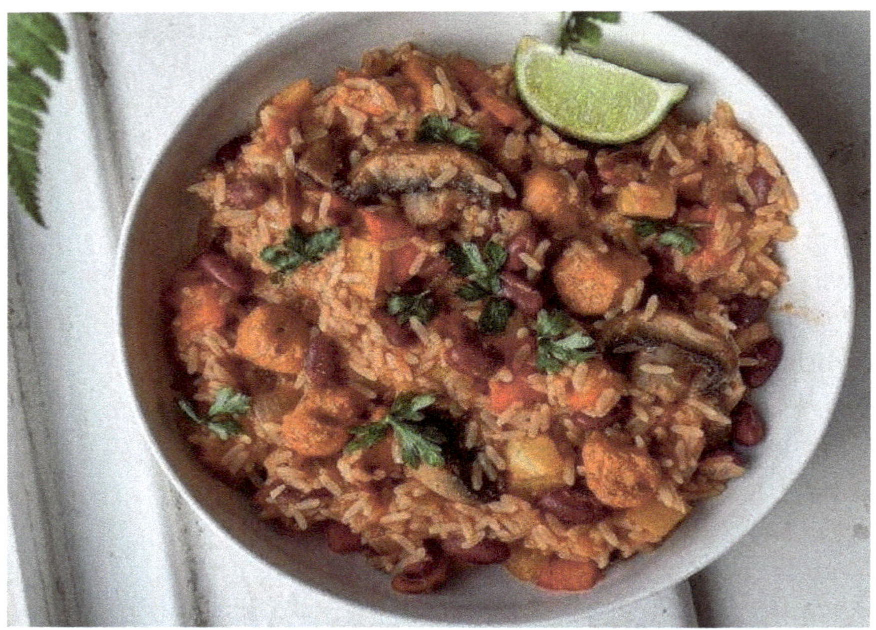

Ergibt 4 Portionen

ZUTATEN:

- 10 Unzen Tempeh
- 2 Esslöffel Olivenöl
- 1 mittelgroße gelbe Zwiebel, gehackt
- 1 mittelgroße grüne Paprika, gehackt
- 2 Knoblauchzehen, gehackt
- 1 (28 Unzen) Dose gewürfelte Tomaten, nicht abgetropft
- 1⁄2 Tasse weißer Reis
- 11⁄2 Tassen Gemüsebrühe
- 11⁄2 Tassen gekocht oder 1 (15,5 Unzen) Dose dunkelrote Kidneybohnen
- 1 Esslöffel gehackte frische Petersilie
- 11⁄2 Teelöffel Cajun-Gewürz
- 1 Teelöffel getrockneter Thymian
- 1⁄2 Teelöffel Salz
- 1⁄4 Teelöffel frisch gemahlener schwarzer Pfeffer

ANWEISUNGEN:

a) In einem mittelgroßen Topf mit siedendem Wasser das Tempeh 30 Minuten kochen. Abtropfen lassen und trocken tupfen. In 1⁄2-Zoll-Würfel schneiden. Heizen Sie den Ofen auf 350 °F vor.

b) In einer großen Pfanne 1 Esslöffel Öl bei mittlerer Hitze erhitzen. Fügen Sie das Tempeh hinzu und kochen Sie es etwa 8 Minuten lang, bis es auf beiden Seiten gebräunt ist. Übertragen Sie das Tempeh in eine 9 x 13 Zoll große Auflaufform und stellen Sie es beiseite.

c) In derselben Pfanne den restlichen 1 Esslöffel Öl bei mittlerer Hitze erhitzen. Zwiebel, Paprika und Knoblauch hinzufügen. Abdecken und kochen, bis das Gemüse weich ist, etwa 7 Minuten.

d) Die Gemüsemischung mit dem Tempeh in die Auflaufform geben. Tomaten mit ihrer Flüssigkeit, Reis, Brühe, Kidneybohnen, Petersilie, Cajun-Gewürz, Thymian, Salz und schwarzem Pfeffer einrühren.

e) Gut vermischen, dann gut abdecken und ca. 1 Stunde backen, bis der Reis weich ist. Sofort servieren.

65. Wurst Jambalaya

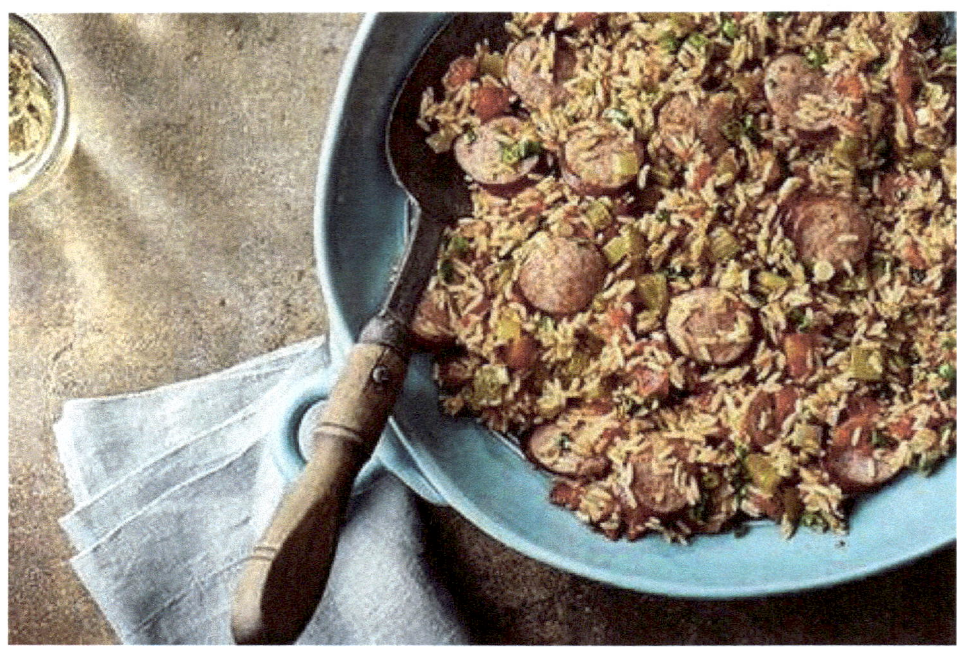

Ergibt: 6–8 Portionen

ZUTATEN:

- ½ Tasse Butter oder Margarine
- 1 große Zwiebel, gehackt
- 1 große grüne Paprika, gehackt
- ½ Tasse gewürfelter Sellerie
- 1 Esslöffel gehackter Knoblauch
- 1 Pfund vollständig gekochte geräucherte Wurststücke, in Scheiben geschnitten
- 3 Tassen Hühnerbrühe
- 2 Tassen ungekochter weißer Reis
- 1 Tasse gehackte Tomaten
- ½ Tasse gehackte Frühlingszwiebel
- 1-½ Esslöffel Petersilie
- 1 Esslöffel Worcestershire-Sauce
- 1 Esslöffel Tabasco-Sauce

ANWEISUNGEN:

a) Backofen auf 375 Grad vorheizen.

b) In einer Bratpfanne Butter schmelzen. Zwiebel, Paprika, Sellerie und Knoblauch in Butter anbraten, bis sie weich sind.

c) In einer großen Schüssel Wurst, Brühe, Reis, Tomaten, Frühlingszwiebeln, Petersilie, Worcestershire-Sauce und Tabasco-Sauce vermischen. Sautiertes Gemüse unter die Wurstmasse rühren.

d) In einer gefetteten 9x13-Zoll-Pfanne verteilen.

e) Abdecken und 20 Minuten backen. Umrühren, abdecken und weitere 20 Minuten backen.

f) Umrühren, abdecken und die letzten 5–10 Minuten backen, oder bis der Reis fertig ist.

66. Hühnchen-Jambalaya mit Wurst

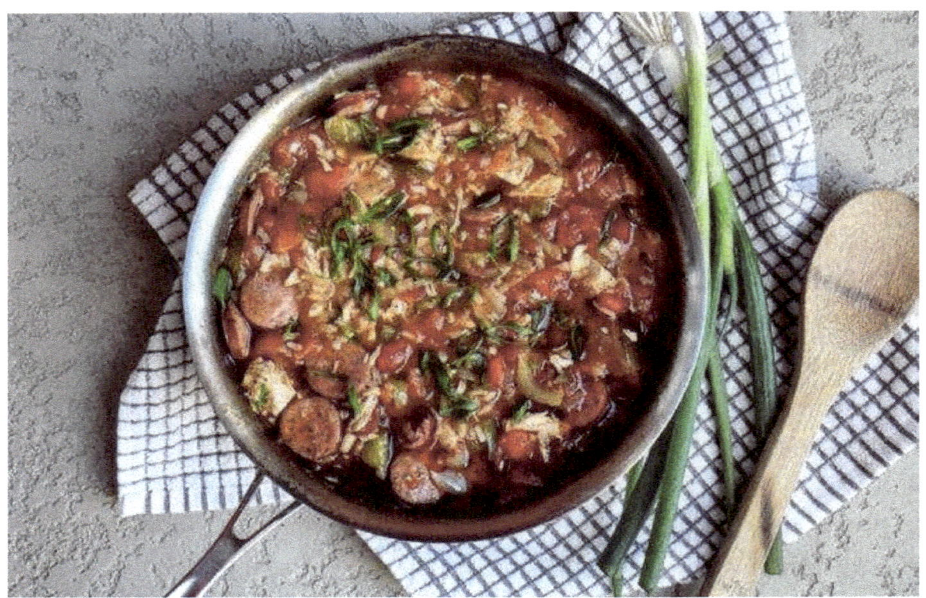

Ergibt 1 Liter

- 1 Esslöffel Olivenöl
- 1,4 bis 1,8 kg schwere Hähnchenschenkel und -brüste ohne Knochen und Haut, in mundgerechte Stücke geschnitten
- 2 Tassen geräucherte Wurst, in Stücke geschnitten
- 2 Tassen gehackte Zwiebel
- 2 Tassen gehackte Paprika
- 2 Rippen Sellerie, gehackt
- 6 Knoblauchzehen, gehackt
- 2 Esslöffel geräuchertes Paprikapulver
- 2 Esslöffel getrockneter Thymian
- Cayennepfeffer nach Geschmack
- 2 Esslöffel Cajun-Gewürzmischung
- 6 Tassen geschälte Tomaten mit Saft, geteilt
- ¼ Teelöffel scharfe Pfeffersauce
- 4 Tassen Hühnerbrühe
- 4 Tassen Wasser
- Salz und Pfeffer nach Geschmack

a) In einem großen Suppentopf das Olivenöl erwärmen und die ersten 6 ZUTATEN leicht anbraten:

b) In einer kleinen Schüssel Paprika, Salz, Pfeffer, Thymian, Cayennepfeffer und die Cajun-Gewürzmischung vermischen.

c) Die Gemüse-Fleisch-Mischung mit der Gewürzmischung bestreuen, dann Tomaten und scharfe Soße hinzufügen und gut verrühren.

d) Füllen Sie die Zutaten in desinfizierte Quart-Gläser und füllen Sie diese nicht mehr als zur Hälfte.

e) In der Zwischenzeit Brühe, Tomatensaft und Wasser in den Suppentopf geben und zum Kochen bringen, dabei den Topfboden ablöschen.

f) Geben Sie 2 Tassen heiße Flüssigkeit in jedes Glas und lassen Sie dabei einen Freiraum von 2,5 cm frei. Bei Bedarf können Sie Wasser nachfüllen.

g) Verschließen Sie die Gläser und verarbeiten Sie sie 90 Minuten lang in einem Druckscanner bei 10 PSI, wobei Sie die Höhe anpassen.

67. Mit Jambalaya gefüllte Kohlrouladen

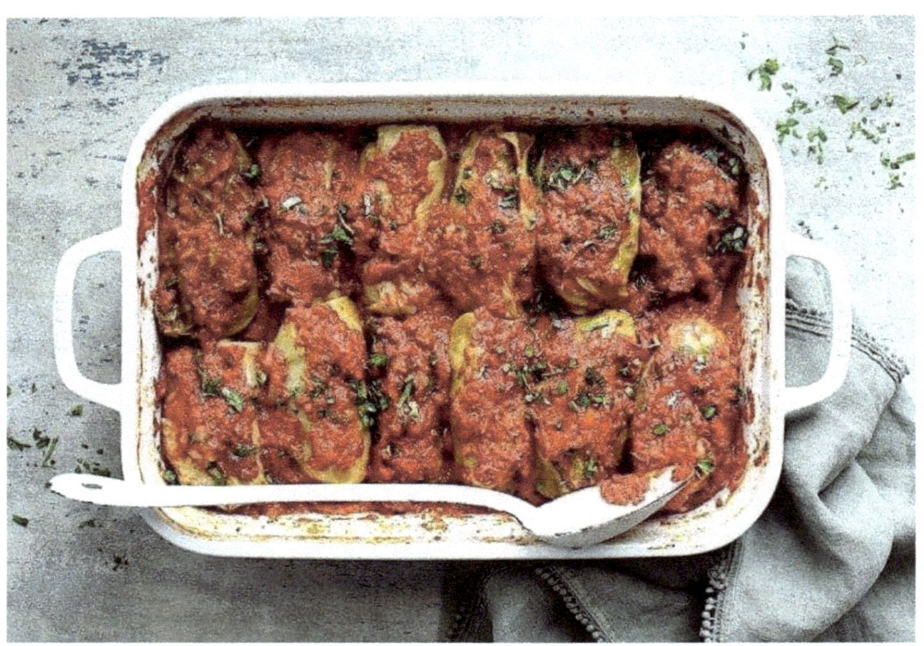

Ergibt: 6 BIS 8 PORTIONEN

ZUTATEN:

- 2 Esslöffel natives Olivenöl extra
- 1 Pfund Andouillewurst, gehackt
- 1 große rote Paprika, gewürfelt
- 1 große grüne Paprika, gewürfelt
- 1 große rote Zwiebel, gehackt
- 1 (14,5 Unzen) Dose gewürfelte Tomaten, nicht abgetropft
- 2 Esslöffel Tomatenmark
- 5 Knoblauchzehen, gehackt
- 2½ Teelöffel Cajun-Gewürz, geteilt
- 2 Teelöffel getrockneter Thymian
- 2 Teelöffel Paprika
- 2 Teelöffel Worcestershire-Sauce
- 1½ Teelöffel Selleriesalz
- 3 Lorbeerblätter
- 6 Tassen Gemüsebrühe, geteilt
- 1½ Tassen ungekochter weißer Reis
- 1 Pfund mittelgroße rohe Garnelen, geschält und entdarmt
- 1 großer Kohlkopf, Blätter einzeln entfernt
- Pflanzenöl zum Einfetten
- 1 Tasse Tomatensauce aus der Dose
- Koscheres Salz und schwarzer Pfeffer nach Geschmack

ANWEISUNGEN:

a) In einem großen Suppentopf bei mittlerer Hitze das Öl beträufeln. Sobald das Öl heiß ist, die Wurst hineingeben und kochen, bis sie braun wird. Nehmen Sie die Wurst aus dem Topf und stellen Sie sie zur Seite.

b) Als nächstes fügen Sie die Paprika und Zwiebeln hinzu. Kochen, bis sie schön zart sind, dann die Tomaten (mit dem Saft), das Tomatenmark und den Knoblauch hinzufügen. Gut umrühren. Fügen Sie 2 Teelöffel Cajun-Gewürz, Thymian, Paprika, Worcestershire-Sauce, Selleriesalz, Lorbeerblätter und 3 Tassen

Gemüsebrühe hinzu. Rühren Sie die Zutaten um und geben Sie dann die Wurst zusammen mit dem ungekochten Reis zurück in den Topf. Nochmals umrühren und 25 bis 30 Minuten kochen lassen, oder bis die Flüssigkeit aufgesogen ist. Dann die Garnelen dazugeben, umrühren und vom Herd nehmen. Zur Seite stellen.

c) In einem separaten Suppentopf bei mittlerer Hitze die Kohlblätter und die restlichen 3 Tassen Gemüsebrühe hinzufügen. Kochen, bis der Kohl weich ist, dann abgießen und abkühlen lassen.

d) Eine Auflaufform leicht einölen. Wickeln Sie etwa ¼ Tasse Jambalaya in jedes Kohlblatt und legen Sie die Rollen in die Auflaufform. Zur Seite stellen.

e) In einer kleinen Schüssel die Tomatensauce, den restlichen ½ Teelöffel Cajun-Gewürz, Salz und Pfeffer vermischen. Rühren, bis alles gut vermischt ist.

f) Die Tomatensauce über die Kohlrouladen gießen, dann die Auflaufform mit Alufolie abdecken und im Ofen 25 bis 30 Minuten backen. Aus dem Ofen nehmen und vor dem Servieren abkühlen lassen.

68. Quinoa-Jambalaya

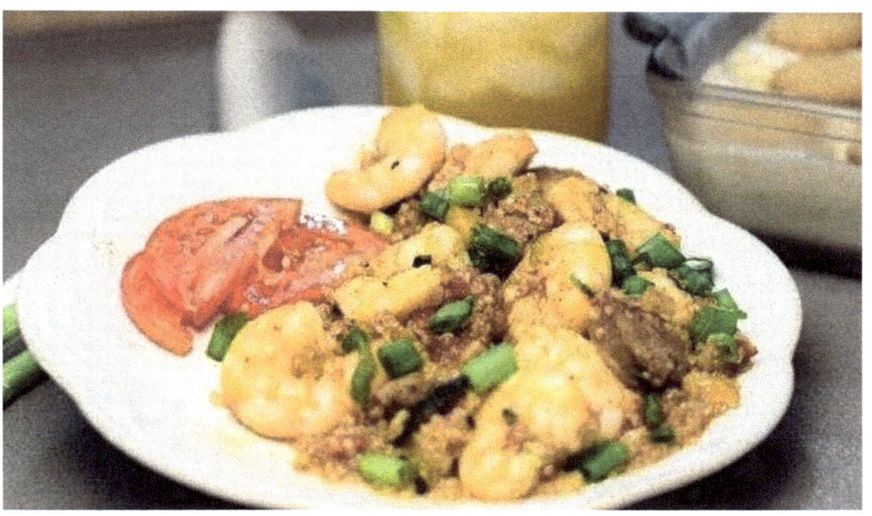

Ergibt: 6 Portionen

ZUTATEN:

- 1 Esslöffel Peperoni-Sesamöl
- 1 Esslöffel Vollkornmehl
- 1 mittelgroße Zwiebel; gewürfelt
- 1 Knoblauchzehe; gehackt
- 28 Unzen zerkleinerte Tomaten
- 1 Lorbeerblatt
- ½ Esslöffel getrockneter Thymian
- ¾ Teelöffel Lima-Meersalz
- 1 Tasse Eden Quinoa; gespült
- 1 grüner Pfeffer; gewürfelt
- ½ Tasse Petersilie, gehackt
- 1 Tasse Sellerie; gehackt
- 2 Frühlingszwiebeln; dünn geschnitten

ANWEISUNGEN:

a) Öl in einem schweren Topf erhitzen. Mehl hinzufügen und rühren, bis ein duftendes Aroma freigesetzt wird (3 Minuten). Zwiebel, Knoblauch, Tomaten, Lorbeerblatt, Thymian und Salz hinzufügen. Mischen und abgedeckt 10 Minuten köcheln lassen.

b) Wasser zur Brühe hinzufügen. Zum Kochen bringen. Quinoa, grüne Paprika, Petersilie, Sellerie und Frühlingszwiebeln hinzufügen. Abdecken und weitere 3-5 Minuten kochen lassen.

c) Den Herd ausschalten und abgedeckt 10 Minuten ruhen lassen. Pfeffer hinzufügen. Gut mischen. Aufschlag.

69. Alligator-Jambalaya

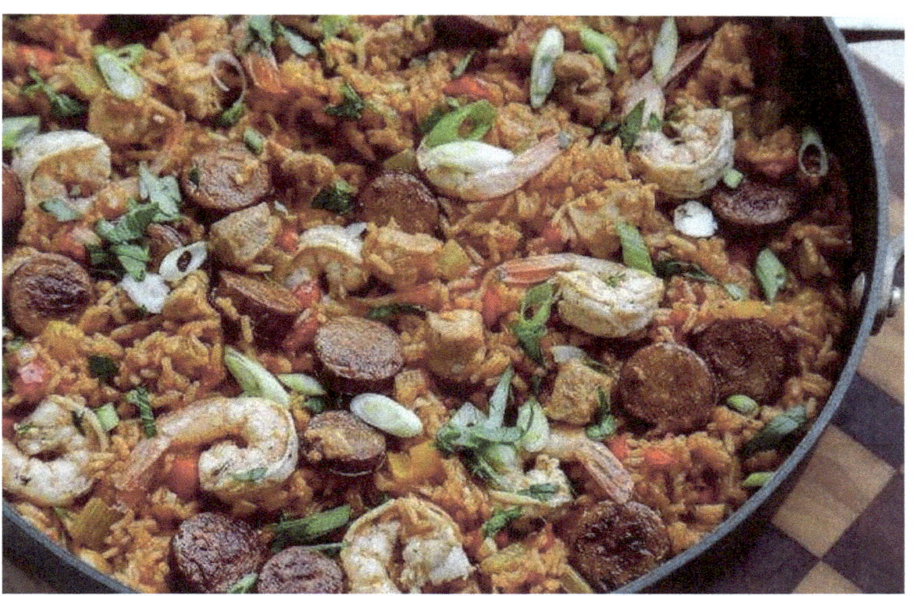

Macht: 256-Zoll-Links

ZUTATEN:

- 1 Pfund mariniertes Alligatorfilet, in kleine Stücke geschnitten
- 1 Pfund Heiße Wurst (italienisch), in Stücke geschnitten
- 3 Esslöffel Öl
- ⅔ Tasse Paprika gehackt
- 2 Zehen Knoblauch zerdrückt
- ¾ Tasse Petersilie
- 1 Tasse gehackte frische Petersilie
- 1 Tasse gehackter Sellerie
- 2 Dosen Tomaten (je 16 oz)
- 2 Tassen Hühnerbrühe
- 1 Tasse Frühlingszwiebel
- 2 Teelöffel Oregano
- 2 Spritzer rote scharfe Soße (optional)
- Cajun-Gewürze
- Salz nach Geschmack
- 2 Tassen roher weißer Reis

a) Paprika, Knoblauch, Petersilie und Sellerie anbraten. Während dies kocht, geben Sie die Tomaten und ihre Flüssigkeit, die Hühnerbrühe und die Frühlingszwiebeln in einen Topf, der sowohl auf dem Herd als auch im Ofen gekocht werden kann (Corning Ware).

b) Gewürze, sautiertes Gemüse, rohen Reis, Wurst und Alligatorfiletstücke unterrühren.

c) Bei mittlerer bis hoher Hitze kochen, bis die Flüssigkeit aufgesogen ist, und dann abgedeckt im Ofen 25 Minuten backen.

70. Bayou Boeuf Jambalaya

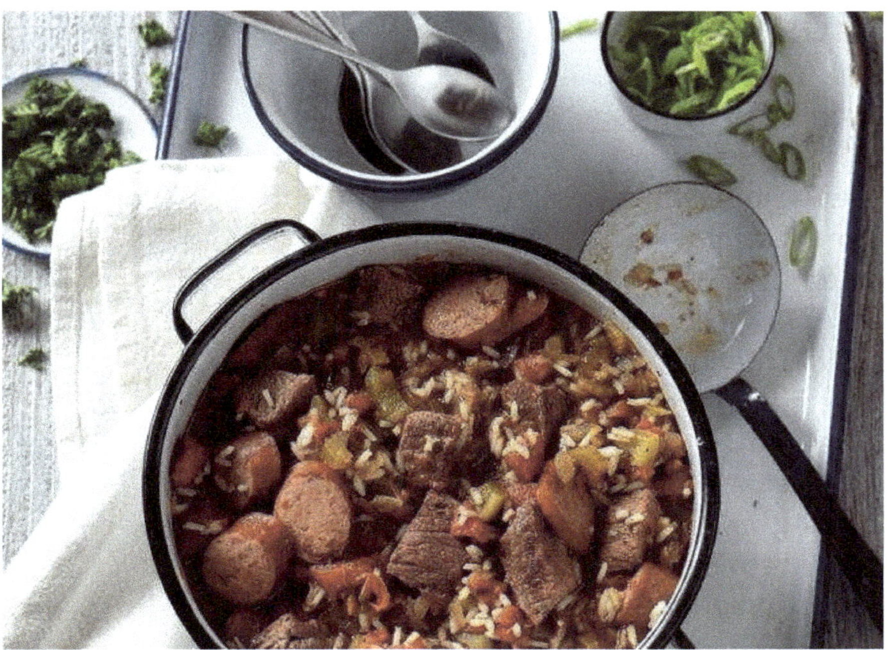

Ergibt: 6 Portionen

ZUTATEN:
1 Esslöffel Backfett
¼ Pfund koschere Salami, gewürfelt
1 Zweig Thymian
1 Zwiebel, in Scheiben geschnitten
Salz und Pfeffer nach Geschmack
2 Tassen Tomaten
1 Tasse ungekochter Langkornreis
1 Esslöffel Mehl
¼ Tasse grüner Pfeffer, gehackt
1 Lorbeerblatt
1 Zweig Petersilie, gehackt
1 Knoblauchzehe, gehackt
1 Pfund koschere Räucherwurst.
1¼ Tasse Tomatensaft

Das Backfett in einem schweren Topf bei mittlerer Hitze schmelzen. Mehl, Salami und grüne Paprika unterrühren. 5 Min. köcheln lassen, dabei ständig umrühren.

Restliche Zutaten außer Reis hinzufügen. Zum Kochen bringen. Reis zur Flüssigkeit hinzufügen. Abdecken und 40 Min. köcheln lassen. bis die gesamte Flüssigkeit aufgesogen ist.

71. Schwarzaugenerbsen und Wurst-Jambalaya

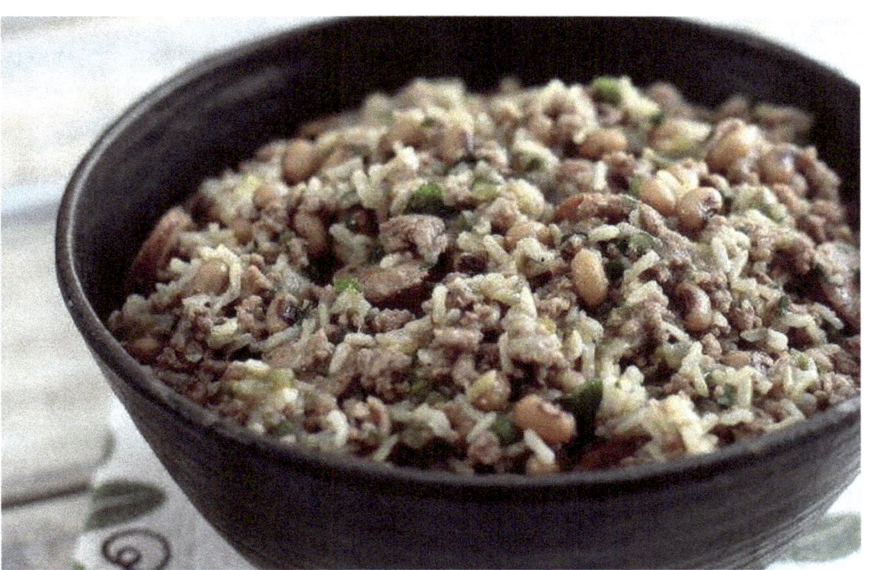

Ergibt: 25 Portionen

ZUTATEN:

2 Pfund weiße Zwiebeln; gehackt
2 Bund Frühlingszwiebeln; gehackt
1 große grüne Paprika; gehackt
5 Knoblauchzehen; gehackt
1 Tasse Petersilie; gehackt
3 Pfund Salzfleisch*
3 Pfund geräucherte heiße Wurst
3 Pfund ungekochter Reis
12 Tassen) Wasser

*einmal kochen, in kleine Stücke schneiden Bratwurst und in mundgerechte Stücke schneiden. Zwiebel, Pfeffer, Knoblauch und Petersilie anbraten. Kochen, bis es schlaff ist. Salzfleisch, Wurst, Schwarzaugenerbsen und Reis hinzufügen.

Nach Geschmack würzen. 12 Tassen Wasser hinzufügen. Zum Kochen bringen; Gut vermischen und gut abdecken. Bei niedrigster Hitze 45 Minuten kochen lassen. Während dieser Zeit darf die Abdeckung nicht entfernt werden. Vor dem Servieren 5 bis 10 Minuten lang den Deckel abnehmen.

72. Zerbrochene Garnelen-Jambalaya

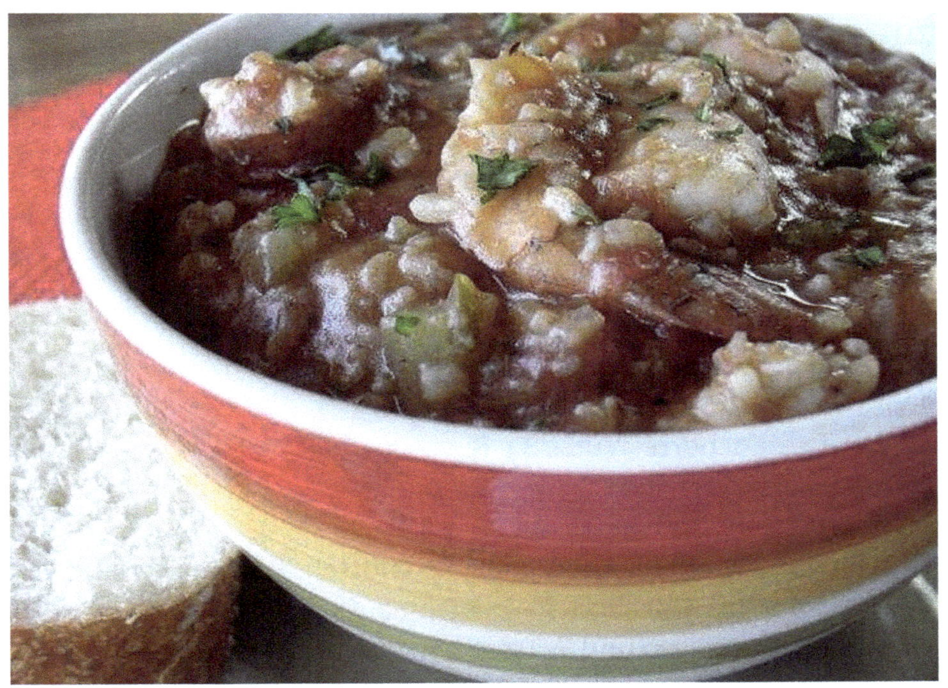

Ergibt: 6 Portionen

ZUTATEN:
1½ Pfund gebrochene Garnelen (gekocht)
1 Tasse Erdnussöl
Jeweils 4 Zwiebeln, gehackt
Jeweils 5 Knoblauchzehen
Jeweils 2 Bund Schalotten
Je 1 Paprika, gehackt
2 Teelöffel Paprika
1 x roter, schwarzer, weißer Pfeffer
1 x Salz
¼ Pfund geräucherte Wurst 3 c Ri
5 Tassen Wasser

Öl erhitzen, Zwiebeln, Knoblauch, Schalotten, Paprika, geräucherte Wurst, Paprika, Salz und Paprika hinzufügen und gut anbraten. Garnelenstücke, Reis und Wasser hinzufügen. Zum Kochen bringen, abdecken und bei sehr schwacher Hitze 20 bis 25 Minuten dämpfen. Mit der Gabel umrühren und den Deckel wieder aufsetzen.

73. Boudin mit Jambalaya-Grütze

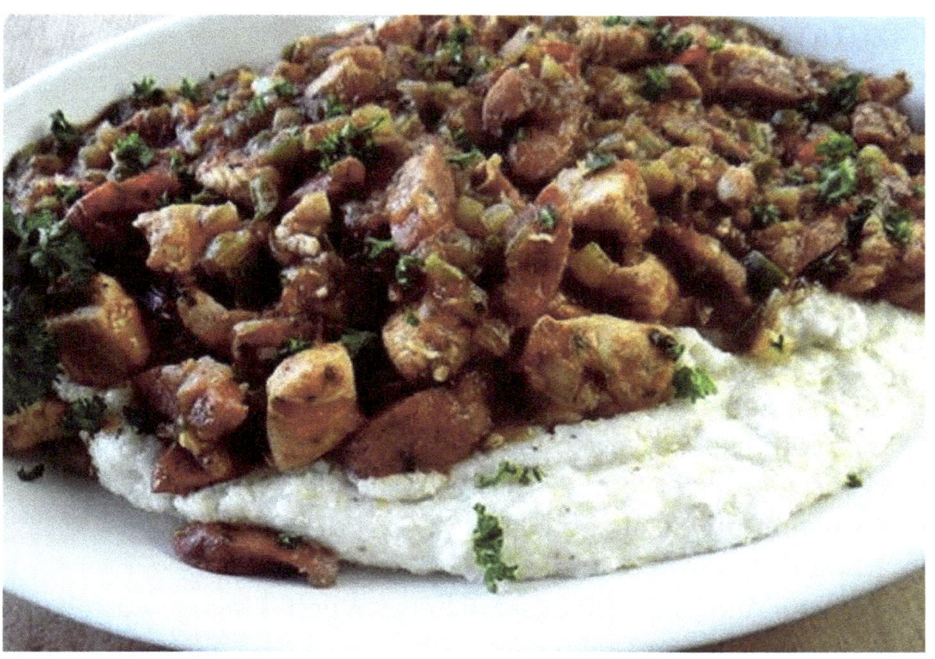

Ergibt: 4 Portionen

- **ZUTATEN:**
- 2 Pfund frische Boudin-Wurststücke
- 1 Wasser; zudecken
- 1 Salz; wie benötigt
- 1 Esslöffel Olivenöl
- 1 Tasse gehackte gelbe Zwiebeln
- ½ Tasse gehackte grüne Paprika
- ½ Tasse gehackter Sellerie
- 1 Salz; schmecken
- 1 frisch gemahlener schwarzer Pfeffer; schmecken
- 1 Esslöffel gehackter Knoblauch
- ½ Tasse geschält; entkernter, gehackter frischer Tom
- 4 Unzen Huhn; klein gewürfelt
- 1 Emeril-Essenz
- 4 Unzen Andouille oder geräucherte Wurst; klein gewürfelt
- 4 Unzen Schinken; klein gewürfelt
- 5 Tassen Milch
- 1 Tasse Kalbfleischreduktion
- 2 Tassen Grütze
- 1 Tasse geriebener weißer Cheddar-Käse; (4 Unzen)
- ¼ Tasse gehackte Frühlingszwiebeln

Einen großen Topf mit Salzwasser zum Kochen bringen. Fügen Sie die Boudin-Wurst hinzu und pochieren Sie sie 4 bis 5 Minuten lang oder bis die Würste fest sind.

Abtropfen lassen und beiseite stellen. In einem mittelgroßen Topf das Olivenöl erhitzen. Zwiebeln, Paprika und Sellerie hinzufügen. Mit Salz und Pfeffer würzen. 2 bis 3 Minuten anbraten, bis es zusammenfällt. Knoblauch und Tomaten hinzufügen.

Mit Salz und Pfeffer würzen. 2 Minuten anbraten. Würzen Sie das Huhn mit Emeril's Essence. Das Hähnchen dazugeben und unter ständigem Rühren 2 Minuten anbraten. Wurst und Schinken dazugeben und 2 Minuten weiterbraten. Milch und Kalbsreduktion hinzufügen und die Flüssigkeit zum Kochen bringen. Auf köcheln lassen und die Grütze unterrühren. 30 Sekunden lang rühren, dann den Käse hinzufügen und rühren, bis der Käse schmilzt. Ohne Deckel 4 bis 5 Minuten kochen, bis die Grütze zart und cremig ist. Die Frühlingszwiebeln unterrühren. In einer Bratpfanne das restliche Öl erhitzen. Die Boudin-Wurst in der Pfanne von jeder Seite 2 Minuten anbraten. Zum Servieren die Grütze in der Mitte jedes Tellers aufhäufen. Legen Sie zwei Wurststücke auf die Grütze. Die Sauce über die Wurst geben und servieren.

74. Cajun-Langusten-Jambalaya

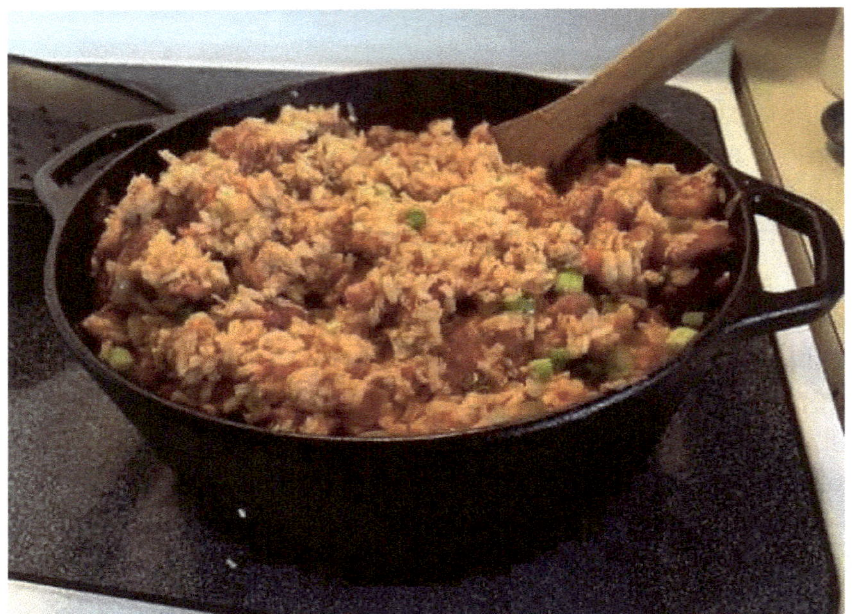

Ergibt: 1 Portionen

ZUTATEN:
¼ Pfund Butter oder Margarine
½ Tasse Paprika – gehackt
40 Milliliter Knoblauch – gehackt
1 Tasse Zwiebel – gehackt
½ Tasse Sellerie – gehackt
Langustenfett
1 Pfund Langustenschwänze
1 Tasse Frühlingszwiebeln – gehackt
2 Esslöffel Petersilie – gehackt
Cayennepfeffer
4 Tassen gekochter Reis

Paprika, Knoblauch, Zwiebeln und Sellerie in Margarine anbraten. Für den Geschmack etwas Langustenfett hinzufügen. Bei schwacher Hitze etwa 30 Minuten garen. Langustenschwänze, Frühlingszwiebeln, 2 EL gehackte Petersilie, Salz, Pfeffer, Cayennepfeffer und 4 EL hinzufügen. gekochter Reis. Manchmal füge ich eine kleine Dose Stiel- und Pilzstücke hinzu. Lassen Sie dies etwa 5-10 Minuten lang dämpfen. Fügen Sie etwas Margarine oder Wasser hinzu, falls es zu trocken ist.

75. Gesundes Jambalaya aus New Orleans

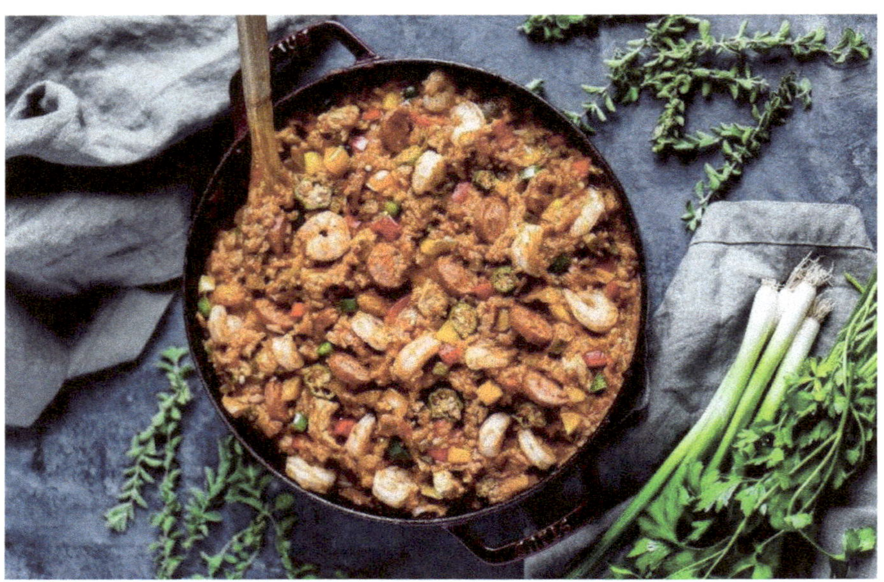

Ergibt: 25 Portionen

ZUTATEN:
2 Unzen Rapsöl
2 große Zwiebeln, gehackt
2 Stangen Sellerie, gehackt
2 Paprika, gehackt
3 Knoblauchzehen, gehackt
½ Pfund Putenschinken, gewürfelt
5 Hähnchenbrüste, in Streifen
32 Unzen verarbeiteter Reis (Uncle Ben's)
6 Tassen natriumarme Hühnerbrühe
2 Esslöffel Thymian
1 Teelöffel gemahlenes Lorbeerblatt
In einem sehr schweren 4-Liter-Suppentopf bei mittlerer Hitze Trinity und Knoblauch in Öl anbraten, bis sie weich sind.

Schinken, Hühnchen und Reis hinzufügen. Unter häufigem Rühren weiterkochen, bis der Reis leicht gebräunt ist.

Brühe hinzufügen, zum Kochen bringen. Zum Kochen bringen, gut abdecken und 30 Minuten köcheln lassen.

Deckel abnehmen, Thymian und Lorbeer hinzufügen. 15 Minuten weiterkochen, dabei gelegentlich den Reis umrühren, damit er locker wird.

Mit scharfer Soße abschmecken.

76. Couscous Jambalaya

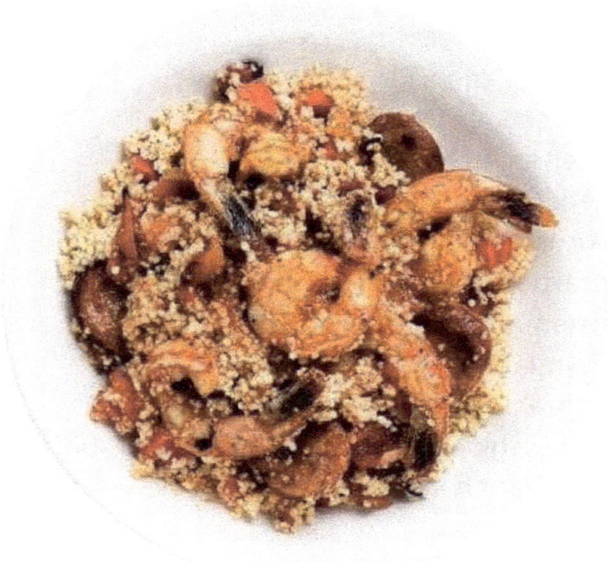

Ergibt: 2 Portionen

ZUTATEN:

- 1 Esslöffel Pflanzenöl
- ¼ Tasse gehackter Sellerie
- ¼ Tasse gehackter grüner Pfeffer
- ¼ Tasse gehackte Zwiebel
- 2 Esslöffel gehackter Knoblauch
- ½ Tasse gewürfeltes Hähnchen
- ½ Tasse gehackte Andouillewurst
- 1 Tasse Hühnerbrühe
- 12 Garnelen; geschält und gehackt
- ½ Tasse gewürfelte Tomaten
- 1 Bayou-Explosion
- 1 Worcestershire-Sauce; schmecken
- 1 Tabasco-Sauce; schmecken
- 1 Salz; schmecken
- 1 frisch gemahlener schwarzer Pfeffer; schmecken
- 1 Tasse Couscous
- 1 gehackte Frühlingszwiebel; für garnieren

Öl in einem mittelgroßen Suppentopf erhitzen, gehacktes Gemüse hinzufügen und 5 Minuten anbraten, bis es weich ist. Knoblauch, Hühnchen und Wurst hinzufügen; unter häufigem Rühren 5 Minuten kochen lassen. Brühe hinzufügen und zum Kochen bringen. Garnelen, Tomaten und Gewürze nach Geschmack hinzufügen; 3 Minuten kochen lassen. Couscous einrühren, abdecken und vom Herd nehmen; 15 Minuten ruhen lassen, bis der Couscous weich ist und die gesamte Flüssigkeit aufgesogen hat. Couscous mit einer Gabel auflockern. Abschmecken, nachwürzen und bei Bedarf kurz aufwärmen. Mit Frühlingszwiebeln garniert servieren.

LAGNIAPPE

77. Lagniappe

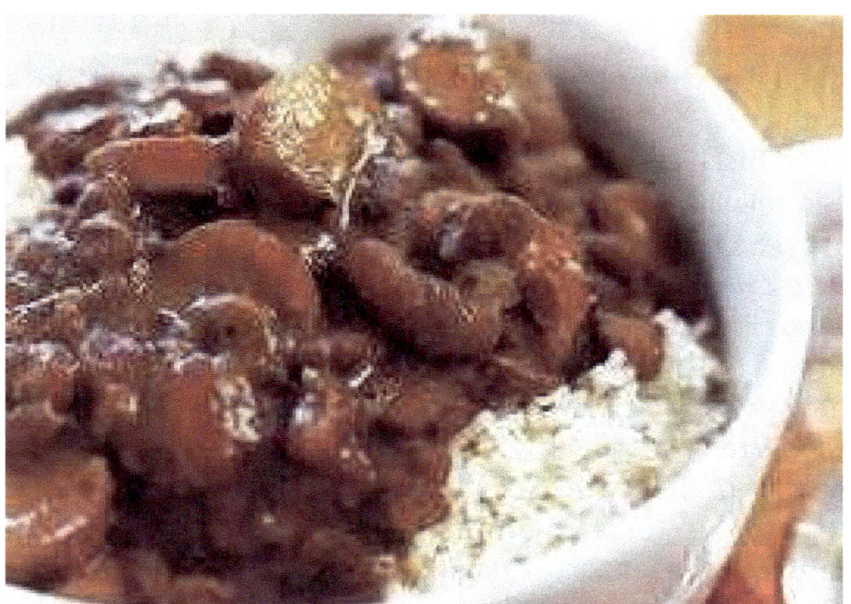

Ergibt 6–8 Portionen

ZUTATEN:

- 2 Pfund knochenloser, getrimmter Alligator, in 1-Zoll-Stücke geschnitten
- Salz und frisch gemahlener schwarzer Pfeffer nach Geschmack
- 2 Esslöffel plus ½ Tasse Pflanzenöl, geteilt
- 3/4 Tasse Allzweckmehl
- 1 große Zwiebel, gehackt
- 1 Bund Frühlingszwiebeln, gehackt, weiße und grüne Teile getrennt
- 1 grüne Paprika, gehackt
- 2 Selleriestangen, gehackt
- 4 Knoblauchzehen, gehackt
- 2 große frische Tomaten der Saison, geschält und gehackt, oder 1 (14 Unzen) Dose gehackte Pflaumentomaten
- 1 (10 Unzen) Dose original Ro-tel-Tomaten
- Saft von 1 Zitrone
- 2 Esslöffel Worcestershire-Sauce
- 1 Teelöffel Salz
- ½ Teelöffel frisch gemahlener schwarzer Pfeffer
- 1/4 Teelöffel Cayennepfeffer
- 2 Lorbeerblätter
- 2 Tassen Rinderbrühe
- 1/3 Tasse gehackte glatte Petersilie
- Gekochter weißer Langkornreis zum Servieren

ANWEISUNGEN:

a) Den Alligator mit Salz und Pfeffer würzen. 2 Esslöffel Öl in einer großen Pfanne erhitzen, die Alligatorstücke dazugeben und von allen Seiten anbraten. Das Fleisch wird nicht braun. Nehmen Sie den Alligator heraus und legen Sie ihn beiseite. Bewahren Sie die Pfanne zum späteren Ablöschen auf.

b) Das restliche Öl in einem großen, schweren Topf bei mittlerer bis hoher Hitze erhitzen. Fügen Sie das Mehl hinzu und rühren Sie ständig um, bis die Mehlschwitze anfängt zu bräunen. Reduzieren Sie die Hitze auf mittlere Stufe und kochen Sie unter ständigem Rühren, bis die Mehlschwitze eine rotbraune Farbe annimmt. Sofort die Zwiebel, die weißen Teile der Frühlingszwiebeln, die Paprika und den Sellerie dazugeben und bei mittlerer Hitze glasig dünsten. Den Knoblauch dazugeben und noch eine Minute anbraten. Geben Sie den Alligator zurück in den Topf.

c) In der Zwischenzeit etwas Brühe in der Pfanne bei starker Hitze erhitzen, um die Glasur abzulöschen. Rühren Sie die Flüssigkeit um, achten Sie darauf, die braunen Stücke vom Boden der Pfanne abzukratzen, und geben Sie diese in den Topf.

d) Die restlichen Zutaten außer der Petersilie in den Topf geben. Abdecken und bei schwacher Hitze unter gelegentlichem Rühren etwa 30 Minuten köcheln lassen, bis das Fleisch zart ist. Passen Sie die Gewürze an, fügen Sie die Frühlingszwiebelspitzen und die Petersilie hinzu und entfernen Sie die Lorbeerblätter. Über dem heißen Reis servieren.

78. Calas

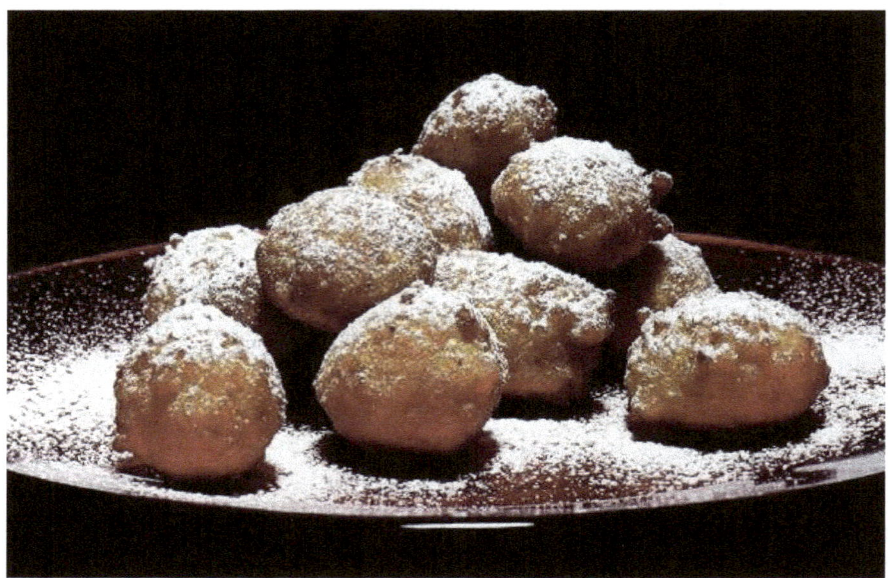

Ergibt 30 Calas

ZUTATEN:

- ½ Tasse Allzweckmehl
- 2 ½ Teelöffel Backpulver
- 1/3 Tasse Zucker
- ½ Teelöffel Salz
- ½ Teelöffel frisch geriebene Muskatnuss
- 3 Eier
- 1 Teelöffel Vanille
- 2 Tassen gekochter weißer Langkornreis
- Pflanzenöl zum Frittieren
- Puderzucker zum Bestreuen

ANWEISUNGEN:

a) Mehl, Backpulver, Zucker, Salz und Muskatnuss in einer großen Schüssel verrühren. Eier und Vanille dazugeben und gut vermischen. Den Reis einrühren.

b) Erhitzen Sie das Öl in einer großen Bratpfanne oder Fritteuse auf 360°. Geben Sie die Mischung vorsichtig und portionsweise in das heiße Öl. Den Teig unter häufigem Wenden goldbraun frittieren und auf Papiertücher legen.

c) Mit Puderzucker bestreuen und heiß servieren.

79. Mais-Maque-Choux

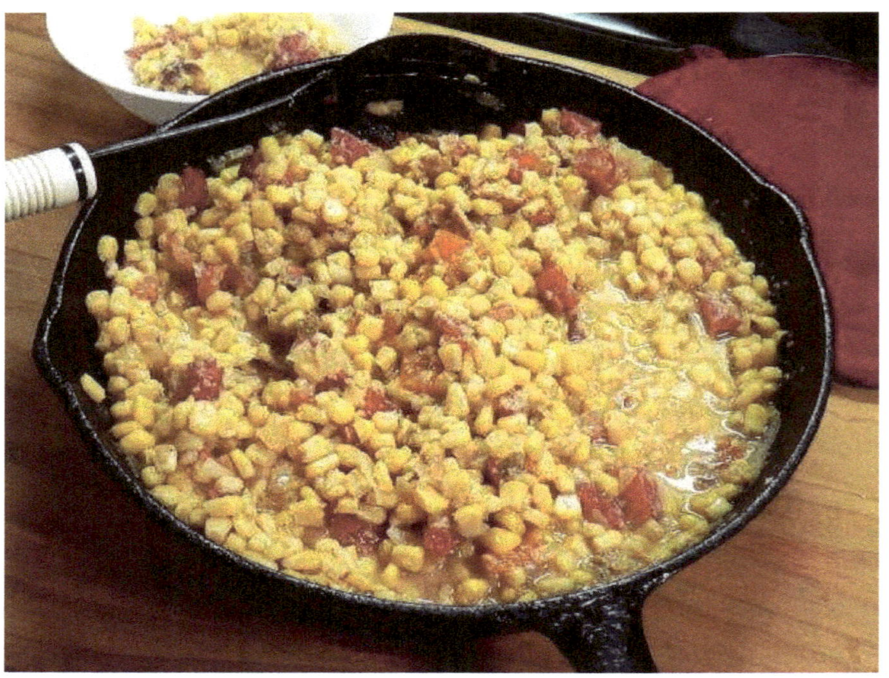

Ergibt 8 Portionen

ZUTATEN:

- 6–8 Ähren gelber Mais
- 2 Esslöffel Butter
- 1 grüne Paprika, gehackt
- 1 mittelgroße Zwiebel, gehackt
- 1 große Tomate, gehackt
- 2 Knoblauchzehen, gehackt
- 3/4 Tasse Wasser
- Eine Prise Cayennepfeffer
- 1 Teelöffel Zucker
- Salz und frisch gemahlener schwarzer Pfeffer nach Geschmack

ANWEISUNGEN:

a) Spülen Sie die Maisseide ab und entfernen Sie sie. Mit einem sehr scharfen Messer über einer breiten Schüssel die Kerne bis zur Hälfte des Kolbens durchschneiden. Kratzen Sie mit einem Tafelmesser den Saft aus den restlichen Kernen. Beiseite legen.

b) In einer großen, schweren Pfanne oder einem mittelgroßen Topf die Butter erhitzen und die Paprika und die Zwiebel glasig dünsten. Tomaten und Knoblauch dazugeben und bei mittlerer Hitze 5 Minuten kochen lassen. Wasser, Mais, Cayennepfeffer und Zucker hinzufügen und mit Salz und Pfeffer würzen. Zum Kochen bringen, die Hitze reduzieren, abdecken und etwa 30 Minuten köcheln lassen, bis der Mais gar ist. Abschmecken und Gewürze anpassen.

80. Mais- und Garnelensuppe

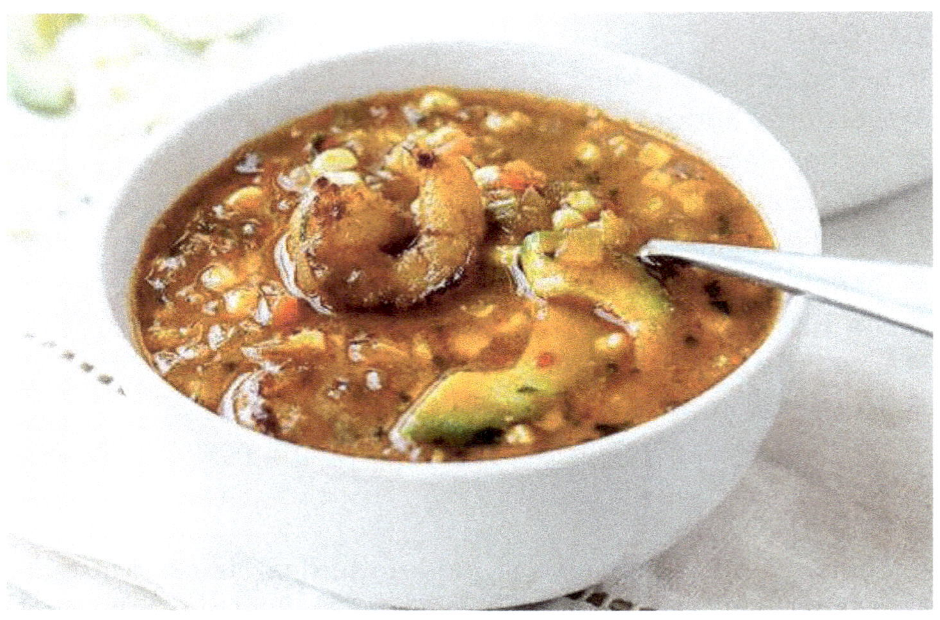

Ergibt 8 Portionen

ZUTATEN:

- 2 Pfund mittelgroße Garnelen in Schalen mit Köpfen
- 8 Ähren Mais
- 1 Stück Butter
- ½ Tasse Allzweckmehl
- 1 große Zwiebel, gehackt
- 3 Frühlingszwiebeln, gehackt, weiße und grüne Teile getrennt
- 1 grüne Paprika, gehackt
- 2 Selleriestangen, gehackt
- 1 Teelöffel gehackter Knoblauch
- 1 (10 Unzen) Dose original Ro-Tel-Tomaten und grüne Chilis
- Salz, frisch gemahlener schwarzer Pfeffer und kreolische Gewürze nach Geschmack
- ½ Pint Sahne
- 2 Esslöffel gehackte glatte Petersilie

ANWEISUNGEN:

a) Die Garnelen entköpfen, schälen und entdarmen und die Köpfe und Schalen in einen großen Topf geben. Stellen Sie die Garnelen im Kühlschrank beiseite.

b) Schneiden Sie mit einem sehr scharfen Messer die Körner von den Maiskolben ab und geben Sie sie in eine sehr große Schüssel. Schaben Sie mit einem stumpfen Tafelmesser die Maiskolben ab, um den gesamten Maissaft in die Schüssel zu geben. Beiseite legen.

c) Die Maiskolben mit den Garnelenschalen in den Topf geben. So viel Wasser hinzufügen, dass die Schalen und Kolben bedeckt sind, und zum Kochen bringen. Die Hitze auf mittlere Stufe reduzieren und 30 Minuten ohne Deckel köcheln lassen. Wenn die Brühe leicht abgekühlt ist, gießen Sie sie in einen großen Messbecher und entfernen Sie die Schalen und Kolben. Sie sollten 8 Tassen Brühe haben; Wenn nicht, fügen Sie so viel Wasser hinzu, dass 8 Tassen Flüssigkeit entstehen.

d) In einem großen, schweren Topf die Butter bei mittlerer Hitze schmelzen; Fügen Sie das Mehl hinzu und kochen Sie es unter ständigem Rühren, bis die Mehlschwitze die Farbe von Butterscotch annimmt.
e) Die Zwiebel, die weißen Teile der Frühlingszwiebeln, die Paprika, den Sellerie und den Knoblauch hinzufügen und kochen, bis die Zwiebeln glasig sind. Die Tomaten dazugeben und nach und nach die Brühe einrühren. Mit Salz, Pfeffer und kreolischen Gewürzen würzen und zugedeckt etwa 15 Minuten köcheln lassen. Den Mais hinzufügen und weitere 10 Minuten kochen lassen. Fügen Sie die Garnelen hinzu und kochen Sie sie etwa 2 Minuten lang, bis sie rosa sind. Sahne, Frühlingszwiebeln und Petersilie hinzufügen. Zum Servieren vorsichtig erhitzen. Nicht kochen.

81. Krabben-Brie-Suppe

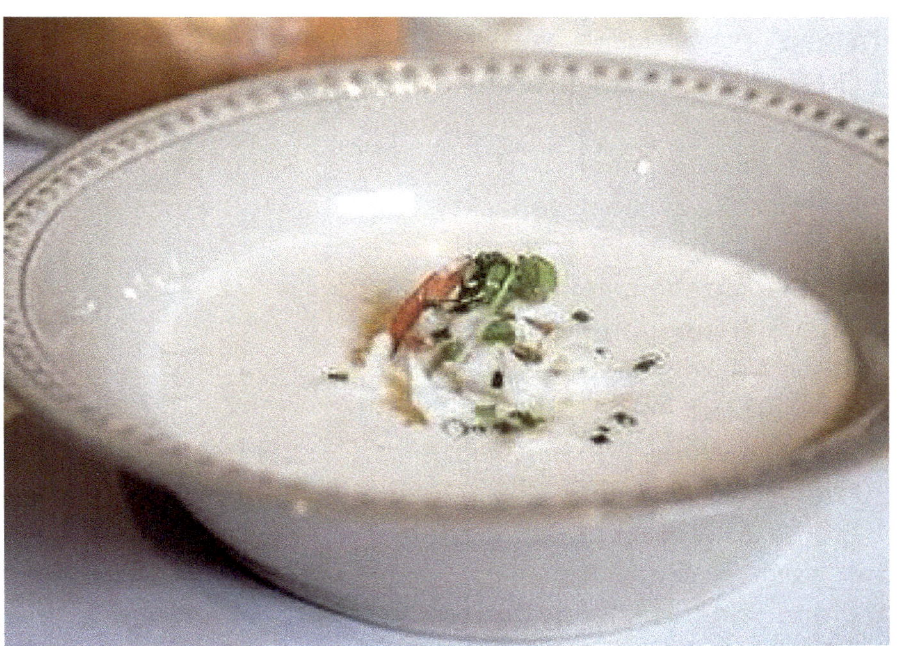

Ergibt 6 Portionen

ZUTATEN:

- 1 (1 Pfund) Packung gefrorene Gumbo-Krabben
- 1 Stück Butter
- ½ Tasse Allzweckmehl
- 1 mittelgroße Zwiebel, gehackt
- 2 Selleriestangen, gehackt
- 3 Knoblauchzehen, gehackt
- 4 Tassen Krabbenbrühe
- ½ Tasse trockener Weißwein
- 1 Lorbeerblatt
- 1 Teelöffel Worcestershire-Sauce
- 10 Umdrehungen einer schwarzen Pfeffermühle
- 1 Teelöffel kreolisches Gewürz
- Salz, nach Geschmack
- ½ Pfund Brie-Käse, Rinde entfernt
- 1 ½ Tassen halb und halb
- 1 Pfund Krabbenfleischklumpen

ANWEISUNGEN:

a) Die Gumbo-Krabben (Sie müssen nicht aufgetaut werden) in einen mittelgroßen Topf geben, mit Wasser bedecken und zum Kochen bringen. Abdecken, Hitze reduzieren und 45 Minuten köcheln lassen. Die Brühe in einen großen Messbecher abseihen. Fügen Sie bei Bedarf so viel Wasser hinzu, dass 4 Tassen entstehen.

b) Die Butter in einem großen, schweren Topf bei mittlerer Hitze schmelzen; Fügen Sie das Mehl hinzu und rühren Sie ständig um, bis die Mehlschwitze hellbraun wird. Zwiebel und Sellerie hinzufügen und unter gelegentlichem Rühren 5 Minuten kochen lassen. Den Knoblauch hinzufügen und noch eine Minute kochen lassen. Nach und nach Brühe und Wein einrühren; Lorbeerblatt, Worcestershire-Sauce, Pfeffer und kreolische Gewürze hinzufügen und mit Salz würzen. Abdecken und 15 Minuten köcheln lassen.

c) Den Brie in kleine Stücke reißen oder schneiden und bei schwacher Hitze in die Suppe einrühren, bis er geschmolzen ist. Die Hälfte und die Hälfte unterrühren. Über den Krabbenfleischklumpen wühlen, alle Schalen entfernen und zur Suppe hinzufügen. Vorsichtig umrühren, damit die Krabbenstücke ganz bleiben. Abschmecken und die Gewürze anpassen.

d) Nehmen Sie die Suppe vom Herd und lassen Sie sie mindestens 30 Minuten ruhen, damit sich die Aromen vermischen. Zum Servieren vorsichtig erhitzen.

82. Langustenbiskuit

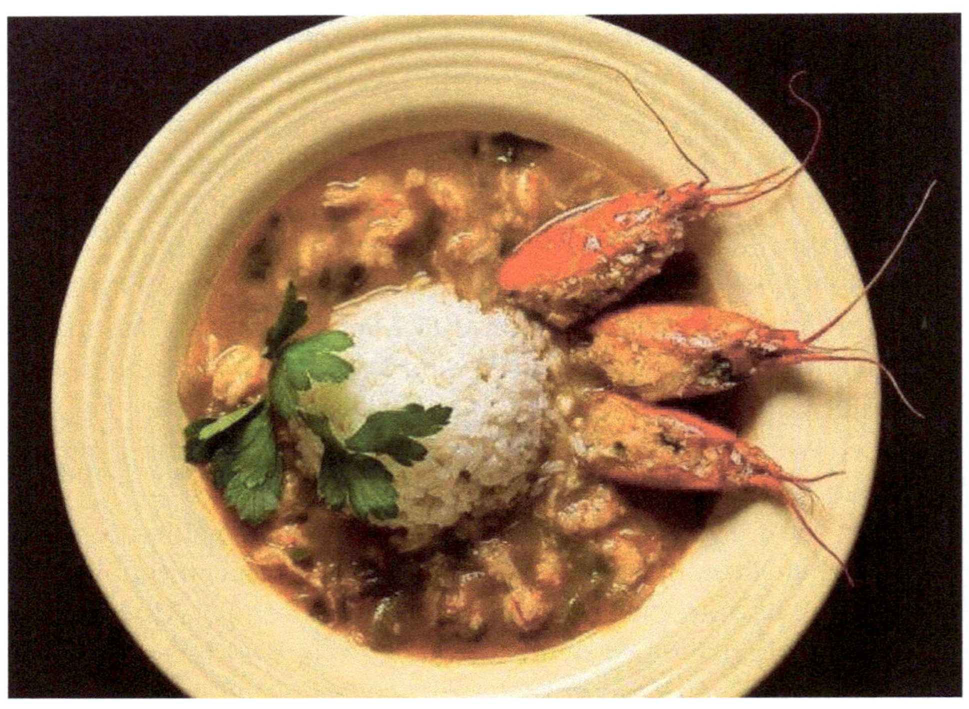

Ergibt 4 Portionen

ZUTATEN:

- 3 Esslöffel plus ½ Tasse Pflanzenöl, aufgeteilt
- 2 Pfund frische Langustenschwänze, aufgetaut, geteilt
- 1 Zwiebel, gehackt und geteilt
- 1 Bund Frühlingszwiebeln, gehackt und geteilt
- 1 grüne Paprika, gehackt und geteilt
- 3 Knoblauchzehen, gehackt und geteilt
- 3/4 Teelöffel Salz, geteilt
- 3/4 Teelöffel frisch gemahlener schwarzer Pfeffer, geteilt
- 3/4 Teelöffel kreolisches Gewürz, geteilt
- 2 Tassen Semmelbrösel1 Ei, geschlagen
- 2/3 Tasse plus ½ Tasse Allzweckmehl, geteilt
- 5 Tassen Meeresfrüchtebrühe oder Wasser
- 2 Esslöffel Tomatenmark
- Eine Prise Cayennepfeffer oder nach Geschmack
- 2 Tassen gekochter weißer Langkornreis
- 2 Esslöffel gehackte glatte Petersilie

ANWEISUNGEN:

a) Heizen Sie den Ofen auf 350° vor. Ein großes Backblech mit Antihaft-Kochspray einsprühen und beiseite stellen.

b) 3 Esslöffel Öl in einer großen Pfanne erhitzen und die Hälfte der Zwiebeln, Frühlingszwiebeln, Paprika und Knoblauch anbraten. 1 Pfund Langusten hinzufügen und 5 Minuten anbraten. Geben Sie die Mischung in eine Küchenmaschine und mahlen Sie sie auf die Konsistenz von Hackfleisch. Geben Sie die Mischung in eine Schüssel und geben Sie 1/4 Teelöffel Salz, 1/4 Teelöffel Pfeffer, 1/4 Teelöffel kreolisches Gewürz, die Semmelbrösel und das Ei hinzu und vermischen Sie alles gut.

c) Geben Sie 2/3 Tasse Mehl in eine flache Auflaufform. Rollen Sie die Mischung in 1-Zoll-Kugeln. Rollen Sie die Kugeln im Mehl und legen Sie sie auf das Backblech. Backen Sie die Kugeln etwa 35

Minuten lang, indem Sie sie mehrmals wenden, bis sie überall leicht gebräunt sind. Beiseite legen.

d) Das restliche Öl in einem mittelgroßen, schweren Topf bei mittlerer bis hoher Hitze erhitzen. Das restliche Mehl unter ständigem Rühren hinzufügen, bis es eine erdnussbutterfarbene Farbe annimmt. Die restlichen Zwiebeln, Paprika und Knoblauch dazugeben und glasig dünsten. Brühe oder Wasser, Tomatenmark, das restliche Salz, Pfeffer und kreolische Gewürz sowie den Cayennepfeffer hinzufügen und zugedeckt 15 Minuten köcheln lassen.

e) Die restlichen Langustenschwänze zerkleinern, zum Biskuit geben und 15 Minuten weitergaren. Für eine glatte Biskuitcreme mit einem Stabmixer pürieren. Die Langustenbällchen dazugeben und weitere 5 Minuten köcheln lassen.

f) In Schüsseln über dem Reis servieren. Mit Petersilie bestreuen.

83. Langusten Etouffee

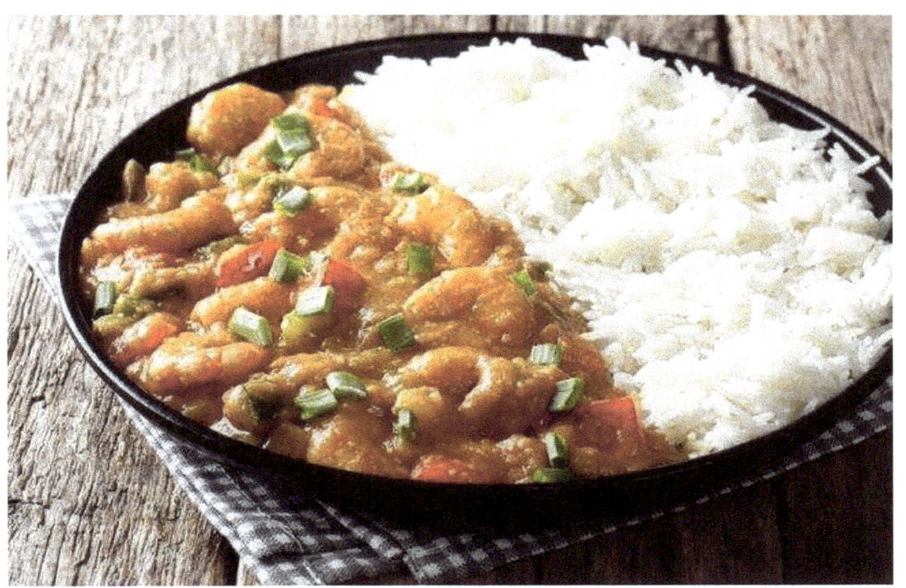

Ergibt 8–10 Portionen

ZUTATEN:

- 3/4 Tasse Butter oder Pflanzenöl
- 3/4 Tasse Allzweckmehl
- 1 große Zwiebel, gehackt
- 1 Bund Frühlingszwiebeln, gehackt, weiße und grüne Teile getrennt
- 1 grüne Paprika, gehackt
- 3 Selleriestangen, gehackt.
- 4 große Knoblauchzehen, gehackt
- 3 Esslöffel Tomatenmark
- 6 Tassen Meeresfrüchtebrühe oder Wasser
- ½ Teelöffel getrockneter Thymian
- 3 Lorbeerblätter
- 1 Teelöffel kreolisches Gewürz
- 1 Teelöffel Salz
- 1 Esslöffel frischer Zitronensaft
- Cayennepfeffer und frisch gemahlener schwarzer Pfeffer nach Geschmack
- 2–3 Pfund Langustenschwänze mit Fett
- 3 Esslöffel gehackte glatte Petersilie
- Gekochter weißer Langkornreis zum Servieren

ANWEISUNGEN:

a) In einem großen, schweren Topf die Butter schmelzen oder das Öl bei mittlerer Hitze erhitzen. Das Mehl hinzufügen und ständig umrühren. Wenn Sie Butter verwenden, kochen Sie die Mehlschwitze, bis sie eine blonde oder goldene Farbe annimmt. Wenn Sie Öl verwenden, kochen Sie unter Rühren weiter, bis die Mehlschwitze mittelbraun ist. Die Zwiebeln, die weißen Teile der Frühlingszwiebeln, die Paprika, den Sellerie und den Knoblauch hinzufügen und unter Rühren glasig dünsten.

b) Tomatenmark, Brühe oder Wasser, Thymian, Lorbeerblätter, kreolische Gewürze, Salz und Zitronensaft hinzufügen, mit Cayennepfeffer und Pfeffer würzen und zum Kochen bringen. Die Hitze reduzieren, abdecken und 20 Minuten köcheln lassen, dabei gelegentlich umrühren und das Fett von der Oberfläche abschöpfen. Langusten, Petersilie und Frühlingszwiebeln dazugeben, zum Kochen bringen, die Hitze reduzieren und 10 Minuten köcheln lassen. Lorbeerblätter entfernen.

c) Zum Servieren noch einmal kurz aufwärmen und über dem Reis servieren.

84. Langustenpasteten

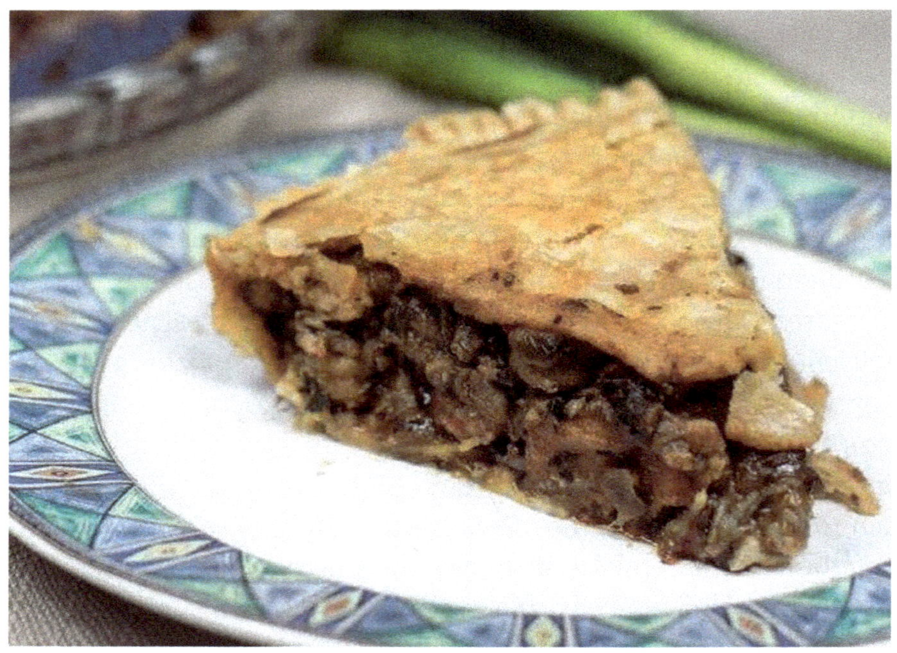

Ergibt 5 (5 Zoll) einzelne Kuchen

ZUTATEN:

- Genug Teig für vier 9-Zoll-Kuchen (im Laden gekauft ist auch in Ordnung)
- 2 Pfund Langustenschwänze mit Fett, geteilt
- 6 Esslöffel Butter
- 6 Esslöffel Allzweckmehl
- 2 mittelgroße Zwiebeln, gehackt
- 1 grüne Paprika, gehackt
- 4 Knoblauchzehen, gehackt
- 2 Tassen halb und halb
- 4 Esslöffel Sherry
- 2 Esslöffel frischer Zitronensaft
- 1 Teelöffel Salz
- 15 Umdrehungen einer schwarzen Pfeffermühle
- 1 Teelöffel Cayennepfeffer
- 4 Esslöffel gehackte glatte Petersilie
- 1 Eiweiß, geschlagen

ANWEISUNGEN:

a) Den Backofen auf 350° vorheizen.

b) Rollen Sie den Tortenteig auf eine Dicke von 3 mm aus. Du solltest haben

c) genug Teig für fünf 5-Zoll-Kuchen mit doppeltem Boden. Um die richtige Größe für die Bodenkrusten zu erhalten, stellen Sie eine der Formen mit der Oberseite nach unten auf den Teig und schneiden Sie den Teig 2,5 cm vom Rand der Form entfernt ab. Für eine optimale Passform sollten die oberen Krusten auf 5 Zoll abgeschnitten werden. Legen Sie die unteren Krusten in die Kuchenformen und bewahren Sie die oberen Krusten im Kühlschrank kalt auf.

d) In einer Küchenmaschine die Hälfte der Langustenschwänze zerkleinern, bis sie fast zerkleinert sind. Lass die anderen ganz.

e) Die Butter in einem mittelgroßen, schweren Topf oder einer großen Pfanne bei mittlerer Hitze schmelzen. Das Mehl dazugeben und ständig rühren, bis die Mehlschwitze hellbraun ist. Zwiebel und Paprika dazugeben und etwa 5 Minuten anbraten. Den Knoblauch hinzufügen und noch 1 Minute anbraten. Die Hälfte, Sherry, Zitronensaft, Salz, Pfeffer, Cayennepfeffer und Petersilie hinzufügen und 5 Minuten kochen lassen. Die gehackten und ganzen Langusten hinzufügen und weitere 5 Minuten kochen.

f) Füllen Sie jede der vorbereiteten Tortenschalen mit etwa 1 Tasse der Langustenfüllung. Mit den oberen Krusten bedecken und die Ränder zusammendrücken. In die obere Kruste mehrere Schlitze schneiden und mit dem Eiweiß bestreichen. Legen Sie die Kuchen auf Backbleche und backen Sie sie etwa 1 Stunde lang, bis die Füllung Blasen bildet und die Krusten goldbraun sind.

85. Schmutziger Reis

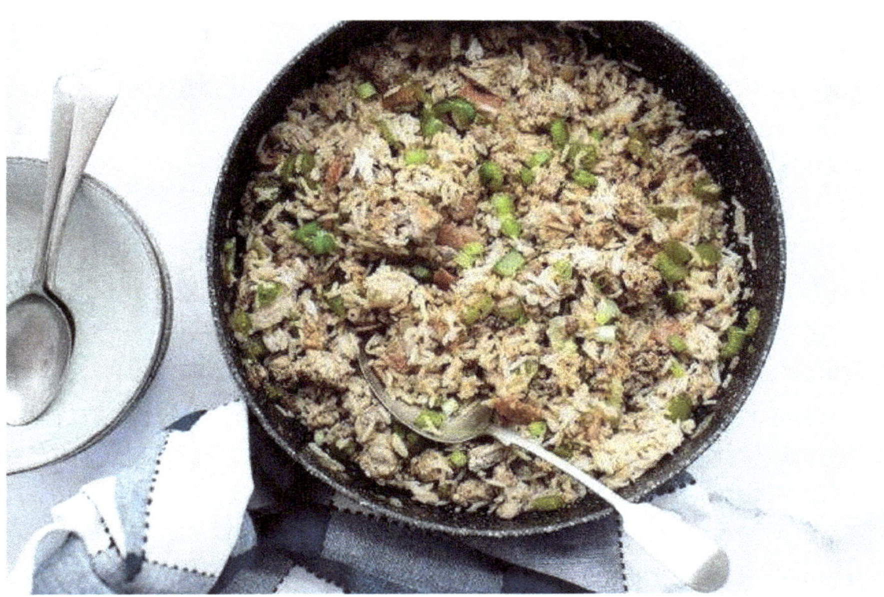

Ergibt 8–10 Portionen

ZUTATEN:

- 3 Tassen Wasser
- 1 ½ Tassen langkörniger weißer Reis
- 1/4 plus 1 Teelöffel Salz, geteilt
- 2 Esslöffel Pflanzenöl
- 1 Zwiebel, gehackt
- 6 Frühlingszwiebeln, gehackt, weiße und grüne Teile getrennt
- 1 grüne Paprika, gehackt
- 2 Selleriestangen, gehackt
- 3 Knoblauchzehen, gehackt
- 1 Pfund Hackfleisch
- 1 Pfund Hühnerleber, gehackt
- ½ Teelöffel frisch gemahlener schwarzer Pfeffer
- ½ Teelöffel Cayennepfeffer
- 1/3 Tasse gehackte glatte Petersilie

ANWEISUNGEN:

a) Bringen Sie das Wasser in einem mittelgroßen Topf zum Kochen. Den Reis und 1/4 Teelöffel Salz hinzufügen. Reduzieren Sie die Hitze auf eine niedrige Stufe, decken Sie das Ganze ab und kochen Sie es etwa 20 Minuten lang, bis das gesamte Wasser aufgesogen ist.

b) In einem mittelgroßen, schweren Topf das Öl erhitzen und die Zwiebel, die weißen Teile der Frühlingszwiebeln, die Paprika und den Sellerie glasig anbraten. Den Knoblauch dazugeben und noch eine Minute anbraten. Das Hackfleisch dazugeben und unter Rühren anbraten. Fügen Sie die Hühnerleber hinzu und kochen und rühren Sie weiter, bis das Rindfleisch und die Lebern gar sind, etwa 10 Minuten. Pfeffer und Cayennepfeffer hinzufügen, abdecken und 5 Minuten köcheln lassen.

c) Petersilie und Frühlingszwiebeln unterrühren. Den Reis vorsichtig unterheben. Mit Louisiana-Hot-Sauce als Beilage servieren.

86. Eier Sardou

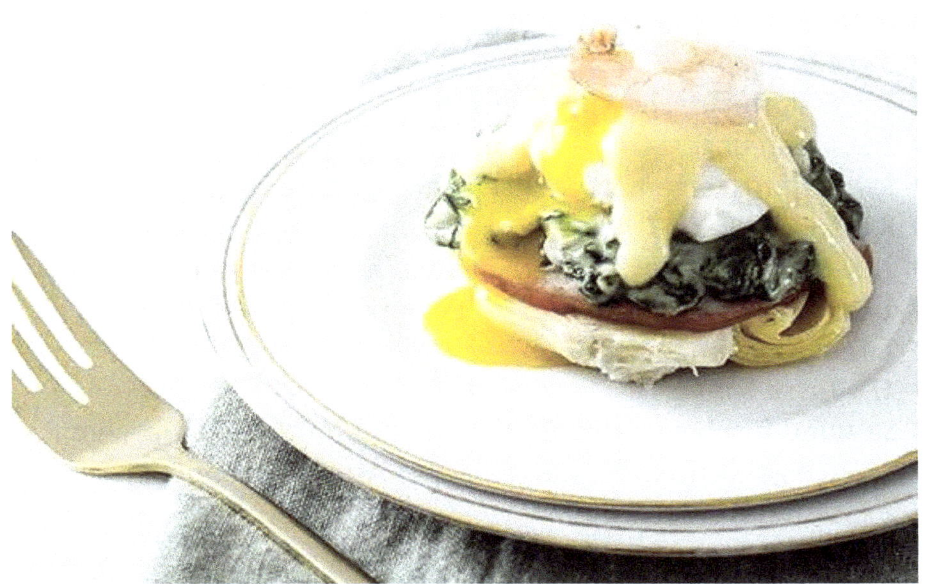

Ergibt 4 Portionen

ZUTATEN:

FÜR DIE SAUCE HOLLANDAISE

- 2 große Eigelb
- 1 ½ Esslöffel frischer Zitronensaft
- 2 Stangen ungesalzene Butter
- Salz und frisch gemahlener schwarzer Pfeffer nach Geschmack

FÜR DIE EIER

- 2 (9-Unzen) Beutel frischer Spinat
- 1 Esslöffel Olivenöl
- 1 Teelöffel gehackter Knoblauch
- 1/3 Tasse Sahne
- Salz und frisch gemahlener schwarzer Pfeffer nach Geschmack
- 8 frisch gekochte oder eingemachte Artischockenböden
- 2 Esslöffel weißer Essig
- 8 Eier

ANWEISUNGEN:

a) Für die Soße Eigelb und Zitronensaft in einen Mixer geben. Zum Mischen mehrmals pulsieren.

b) Die Butter in einem Glaskrug in der Mikrowelle schmelzen und darauf achten, dass sie nicht kocht. Die Butter nach und nach in die Eimischung gießen und verrühren, bis eine dickflüssige, cremige Soße entsteht. Mit Salz und Pfeffer würzen.

c) Um die Eier zuzubereiten, bereiten Sie den Spinat vor, indem Sie ihn in einem Topf im Olivenöl unter Rühren anbraten, bis er zusammengefallen und noch hellgrün ist. Sahne einrühren, mit Salz und Pfeffer würzen und warm stellen.

d) Artischockenböden erhitzen und warm halten.

e) Füllen Sie eine Pfanne oder einen flachen Topf 5 cm hoch mit Wasser. Den Essig hinzufügen und auf mittlere Hitze erhitzen.

f) Schlagen Sie nacheinander 4 Eier in eine kleine Tasse auf und gießen Sie sie vorsichtig in das Wasser. Die Eier köcheln lassen, bis sie an die Oberfläche der Flüssigkeit steigen, und dann mit einem Löffel umdrehen. Kochen, bis das Eiweiß fest ist, das Eigelb aber noch flüssig ist. Mit einem Schaumlöffel herausnehmen und mit Papiertüchern trocken tupfen. Mit den restlichen Eiern wiederholen.

g) Auf jeden der 4 Teller eine Portion Spinat geben. Auf jedem Teller 2 Artischockenböden auf den Spinat legen und auf jede Artischocke ein Ei legen. Die Sauce Hollandaise darüber geben und sofort servieren.

87. Grütze und Grilladen

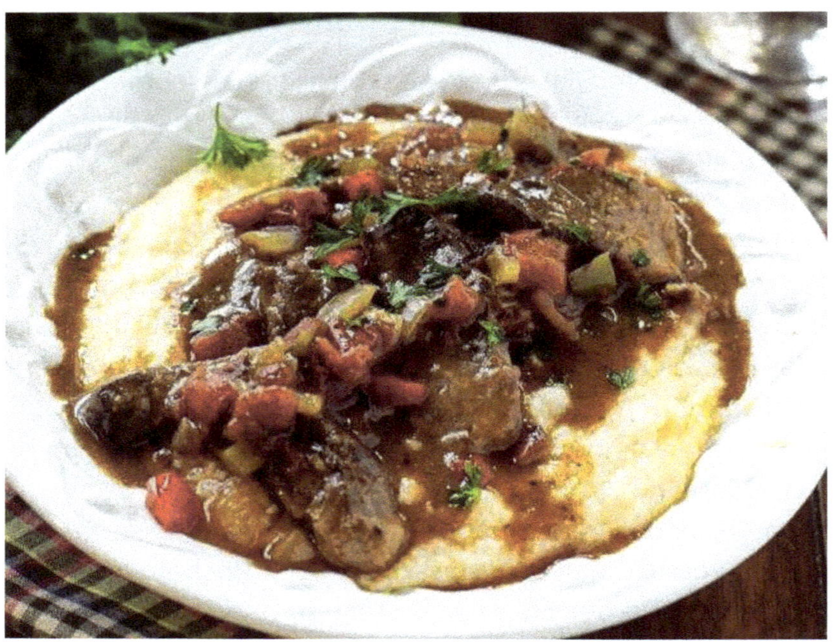

Ergibt 6 Portionen

ZUTATEN:

- 1 (3 Pfund) rundes Rind- oder Kalbsteak, auf eine Dicke von etwa 1/4 Zoll zerstoßen
- Salz und frisch gemahlener schwarzer Pfeffer nach Geschmack
- 1 Tasse Allzweckmehl
- 3/4 Tasse Pflanzenöl, geteilt
- 1 große Zwiebel, gehackt
- 1 grüne Paprika, gehackt
- 1 Bund Frühlingszwiebeln, gehackt, grüne und weiße Teile getrennt
- 3 Knoblauchzehen, gehackt
- 1 große Tomate, gehackt
- 1 Esslöffel Tomatenmark
- ½ Tasse Rotwein
- 3 Tassen Wasser
- 1 Teelöffel Rotweinessig
- ½ Teelöffel getrockneter Thymian
- 1 Esslöffel Worcestershire-Sauce
- Salz, frisch gemahlener schwarzer Pfeffer und kreolische Gewürze nach Geschmack
- 3 Esslöffel gehackte glatte Petersilie
- Grütze für 6 Personen, gemäß Packungsanleitung zubereitet.

ANWEISUNGEN:

a) Schneiden Sie das Rindfleisch in etwa 2 x 3 Zoll große Stücke. Beide Seiten großzügig mit Salz und Pfeffer würzen.

b) Erhitzen Sie 1/4 Tasse Öl in einer großen, schweren Pfanne und geben Sie das Mehl in eine flache Schüssel oder einen Teller. Jedes Steakstück im Mehl wenden, überschüssiges Mehl abschütteln und auf beiden Seiten anbraten. Übertragen Sie das Fleisch auf Papiertücher.

c) Geben Sie das restliche Öl in die Pfanne und braten Sie die Zwiebeln, die weißen Teile der Frühlingszwiebeln, die Paprika und den Knoblauch an, bis sie glasig sind. Tomate, Tomatenmark, Wein, Wasser, Essig, Thymian, Worcestershire-Sauce und Fleisch hinzufügen und mit Salz, Pfeffer und kreolischen Gewürzen würzen. Zum Kochen bringen. Die Hitze reduzieren, abdecken und etwa 1 ½ Stunden köcheln lassen, bis das Fleisch zart ist. Petersilie und Frühlingszwiebeln dazugeben und über den Grütze servieren.

88. Natchitoches-Fleischpasteten

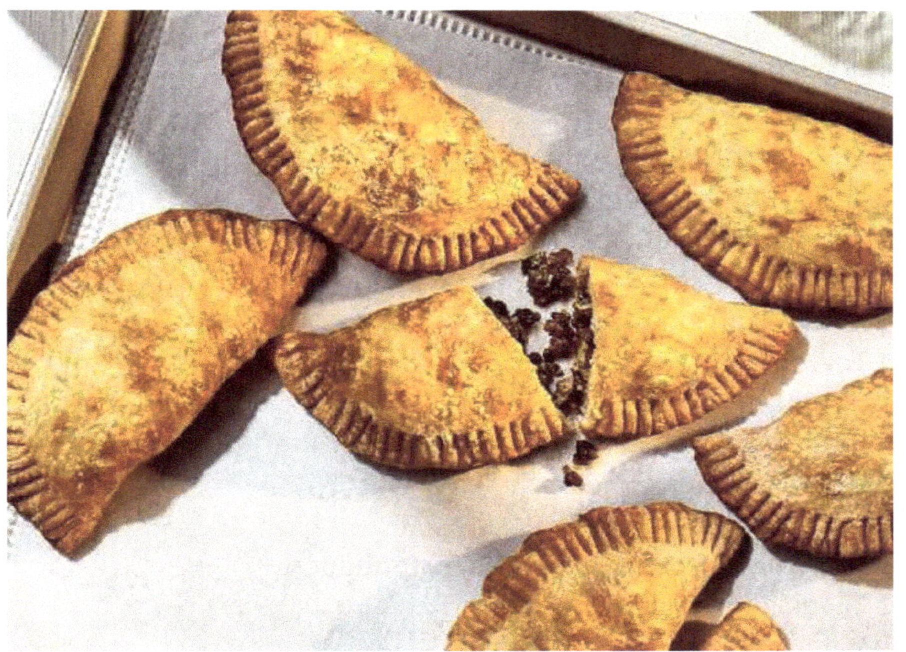

Ergibt etwa 24

ZUTATEN:

- 2 Esslöffel Pflanzenöl
- 1 große Zwiebel, gehackt
- 6 Frühlingszwiebeln, gehackt
- 1 grüne Paprika, gehackt
- 3 Knoblauchzehen, gehackt
- 1 Pfund Hackfleisch
- 1 Pfund Schweinehackfleisch
- 1 Teelöffel kreolisches Gewürz
- ½ Teelöffel Salz
- ½ Teelöffel frisch gemahlener schwarzer Pfeffer
- 1/4 Teelöffel Cayennepfeffer
- 1/4 Tasse Allzweckmehl
- 1 Packung (2 Böden) gekühlte Tortenböden
- 2 Eiweiß, geschlagen

ANWEISUNGEN:

a) Erhitzen Sie das Öl in einer großen, schweren Pfanne. Gemüse dazugeben und glasig dünsten. Das Fleisch dazugeben und unter gelegentlichem Rühren bei starker Hitze einige Minuten garen. Reduzieren Sie die Hitze und kochen Sie weiter, indem Sie das Fleisch mit einem Löffel zerkleinern, bis es vollständig gebräunt ist. Gewürze und Mehl hinzufügen und 10 Minuten weiterkochen. Vom Herd nehmen. Die Füllung kann im Voraus zubereitet und bis zur Verwendung im Kühlschrank aufbewahrt werden.

b) Wenn Sie bereit sind, die Kuchen zu backen, heizen Sie den Ofen auf 350° vor. Zwei Backbleche mit Antihaft-Kochspray einsprühen.

c) Die gekühlten Tortenböden auf eine ebene Fläche legen und etwas dünner ausrollen. Mit einem mittelgroßen Keksausstecher Kreise ausstechen. Einen gehäuften Esslöffel der Füllung auf eine Hälfte jedes Kreises geben, dabei den Rand frei lassen. Dies wird das Ende des Kuchens sein. Füllen Sie eine kleine Schüssel mit Wasser. Tauchen Sie einen Finger in das Wasser, befeuchten Sie den Rand der unteren Teighälfte und falten Sie die Oberseite um, sodass ein Umschlag entsteht. Versiegeln Sie die Ränder mit den Zinken einer Gabel und legen Sie die Kuchen mit einem Abstand von etwa 2,5 cm auf die vorbereiteten Backbleche.

d) Bestreichen Sie die Kuchen mit Eiweiß und machen Sie ein paar kleine Schlitze in die Oberseite jedes Kuchens. Goldbraun backen.

89. Austern-Artischocken-Suppe

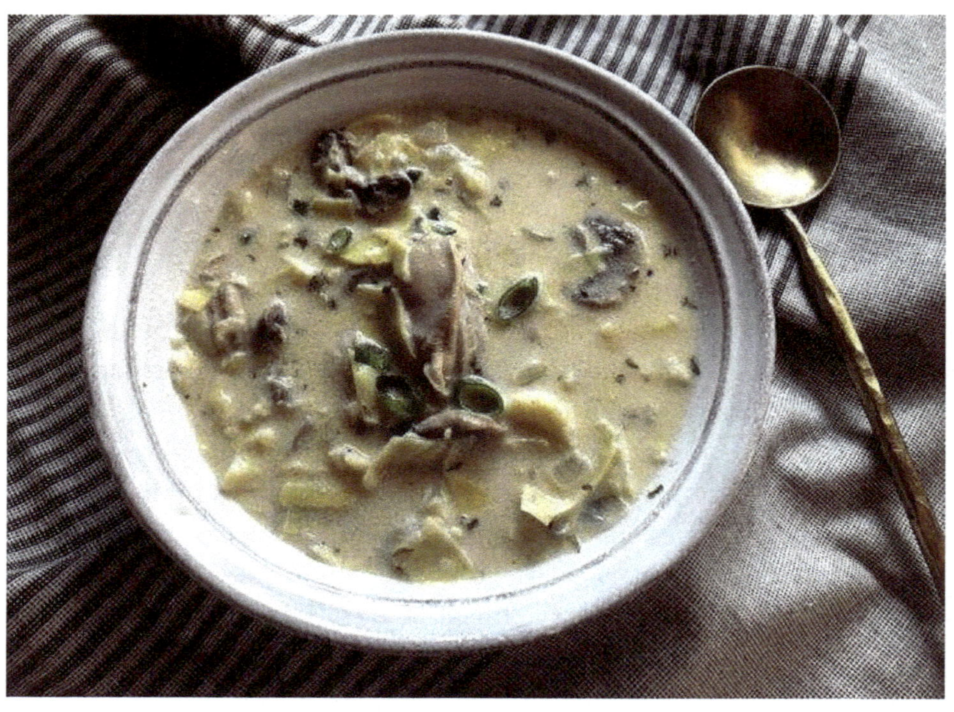

Ergibt 6–8 Portionen

ZUTATEN:

- 3 Dutzend geschälte Austern mit ihrem Schnaps, plus zusätzlicher Schnaps, falls verfügbar
- 1 Stück Butter
- ½ Tasse Allzweckmehl
- 1 große Zwiebel, gehackt
- 6 Frühlingszwiebeln, gehackt, weiße und grüne Teile getrennt
- 2 Selleriestangen, gehackt
- 4 große Knoblauchzehen, gehackt
- 6 Tassen Austernlikör und Meeresfrüchtebrühe (oder zur Not Hühnerbrühe)
- 1 (14 Unzen) Dose geviertelte Artischockenherzen, abtropfen lassen und in mundgerechte Stücke schneiden
- 1/4 Teelöffel Cayennepfeffer
- 1 Teelöffel kreolisches Gewürz
- ½ Teelöffel Selleriesalz
- 1 Teelöffel Worcestershire-Sauce
- Salz und frisch gemahlener schwarzer Pfeffer nach Geschmack
- 1 Tasse halb und halb
- 2 Esslöffel gehackte glatte Petersilie

ANWEISUNGEN:

a) Die Austern abseihen und den Likör auffangen. Überprüfen Sie die Austern auf Schalenfragmente und legen Sie sie beiseite.

b) In einem schweren Topf die Butter bei schwacher Hitze schmelzen und das Mehl unter ständigem Rühren hinzufügen, bis es dickflüssig ist und gerade anfängt, braun zu werden (eine helle Mehlschwitze). Die Zwiebel, die weißen Teile der Frühlingszwiebeln und den Sellerie dazugeben und anbraten, bis sie zusammengefallen sind. Den Knoblauch hinzufügen und eine weitere Minute anbraten.

c) Austernlikör, Brühe, Artischocken, Cayennepfeffer, kreolische Gewürze, Selleriesalz und Worcestershire-Sauce hinzufügen und mit Salz und Pfeffer würzen (beginnen Sie mit nur einer kleinen Menge Salz, da die Austern salzig sein können). Abdecken und 10 Minuten köcheln lassen. Die Hälfte hinzufügen, fast zum Kochen bringen und die Austern hinzufügen. Reduzieren Sie die Hitze und lassen Sie es einige Minuten köcheln, bis sich die Austern kräuseln. Schalten Sie den Herd aus und rühren Sie die Frühlingszwiebelspitzen und die Petersilie unter. Passen Sie die Gewürze vor dem Servieren an.

90. Austerndressing

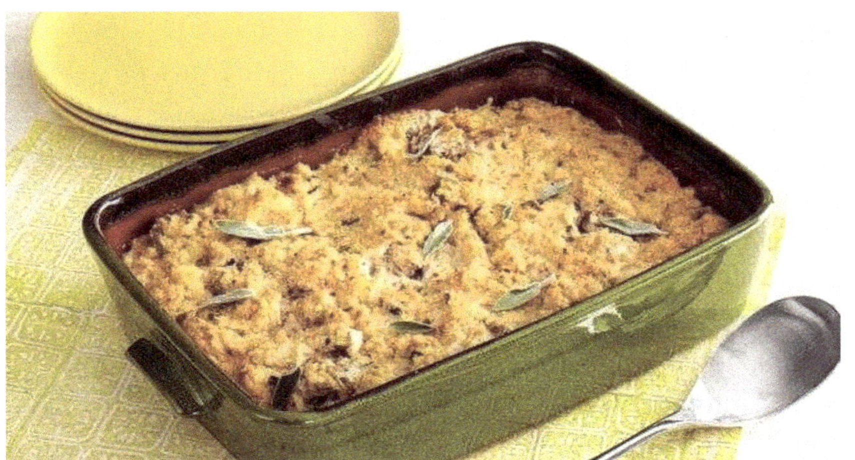

Ergibt 8–10 Portionen

ZUTATEN:

- 1 Tag altes französisches Brot, in mundgerechte Stücke gerissen (9 leicht verpackte Tassen)
- 3 Dutzend geschälte Austern, abgeseiht und für den Schnaps reserviert
- Austernlikör plus ausreichend Hühner- oder Putenbrühe für 2 Tassen
- 1 Stück Butter
- 1 Zwiebel, gehackt
- 1 Bund Frühlingszwiebeln, gehackt
- 3 Selleriestangen, gehackt
- 3 Knoblauchzehen, gehackt
- 3 Esslöffel gehackte glatte Petersilie
- ½ Teelöffel Salz oder nach Geschmack
- 12 Umdrehungen einer schwarzen Pfeffermühle
- ½ Teelöffel Cayennepfeffer oder nach Geschmack
- 1 Teelöffel gemahlener Salbei
- 2 Eier, geschlagen

ANWEISUNGEN:

a) Das Brot in eine große Schüssel geben, mit der Brühe bedecken und 1 Stunde quellen lassen. Überprüfen Sie die Austern und entfernen Sie alle Schalenfragmente.

b) Den Backofen auf 350° vorheizen. Die Butter in einer Pfanne schmelzen und die Zwiebeln und den Sellerie darin glasig dünsten. Den Knoblauch dazugeben und noch eine Minute anbraten. Das Gemüse zusammen mit der Petersilie, den Gewürzen und den Eiern zum Brot geben. Gut mischen.

c) Verteilen Sie das Dressing in einer 11 x 13 Zoll großen Auflaufform oder zwei kleineren und backen Sie es etwa 45 Minuten lang, bis es oben goldbraun ist.

91. Austern-Pot-Pie

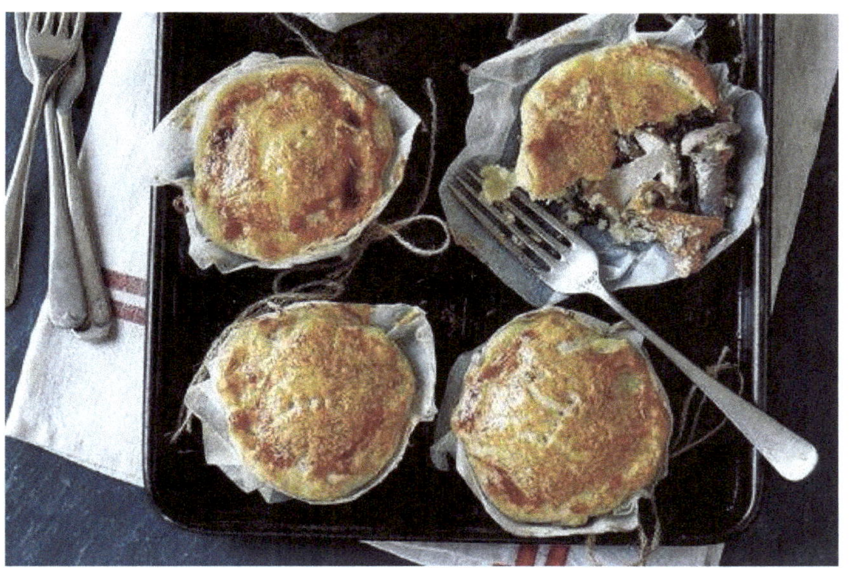

Ergibt 6 Portionen

ZUTATEN:

- 2 Dutzend große oder 3 Dutzend kleine geschälte Austern mit ihrem Likör
- 1 Tasse geschnittene frische Champignons
- 1 Esslöffel Butter
- 4 Esslöffel Pflanzenöl
- 4 Esslöffel Allzweckmehl
- 6 Frühlingszwiebeln, gehackt, weiße und grüne Teile getrennt
- ½ grüne Paprika, gehackt
- 1 Selleriestange, gehackt
- 2 große Knoblauchzehen, gehackt
- 1/4 Tasse Andouillewurst oder geräucherter Schinken, in 1/4-Zoll-Stücke gehackt
- 1 Teelöffel kreolisches Gewürz
- 1 Teelöffel Worcestershire-Sauce
- 2 Spritzer Tabasco-Sauce
- 2 Esslöffel gehackte glatte Petersilie
- Salz und frisch gemahlener schwarzer Pfeffer nach Geschmack
- 2 Tortenböden, selbstgemacht oder im Laden gekauft, gekühlt
- 1 Eiweiß, geschlagen

ANWEISUNGEN:

a) Die Austern abseihen und den Likör in einen großen Messbecher gießen. Fügen Sie so viel Wasser hinzu, dass eine Tasse entsteht. Überprüfen Sie die Austern auf Schalenfragmente und legen Sie sie beiseite.

b) Die Butter in einer kleinen Pfanne erhitzen und die Pilze anbraten, bis sie glasig sind. Beiseite legen.

c) Erhitzen Sie das Öl in einer großen Pfanne oder einem mittelgroßen Topf bei starker Hitze. Fügen Sie das Mehl hinzu und rühren Sie ständig um, bis die Mehlschwitze anfängt zu bräunen. Reduzieren Sie die Hitze auf mittlere Stufe und kochen Sie unter ständigem Rühren, bis die Mehlschwitze die Farbe von

Milchschokolade hat. Die Zwiebeln, die weißen Teile der Frühlingszwiebeln, die Paprika und den Sellerie hinzufügen und kochen, bis sie zusammengefallen sind. Den Knoblauch hinzufügen und noch eine Minute kochen lassen. Austernlikör, Wurst oder Schinken, kreolische Gewürze, Worcestershire-Sauce und Tabasco-Sauce hinzufügen. Abdecken, die Hitze auf köcheln lassen und 15 Minuten kochen lassen.

d) Erhöhen Sie die Hitze auf mittlere bis hohe Stufe und fügen Sie die Pilze und Austern hinzu. Kochen, bis sich die Austern kräuseln, etwa 4 Minuten. Schalten Sie den Herd aus und rühren Sie die Frühlingszwiebelspitzen und die Petersilie unter. Mit Salz und Pfeffer würzen. Cool.

e) Heizen Sie den Ofen auf 350° vor. Legen Sie eine der Krusten auf den Tortenteller. Die Austernmischung dazugeben und mit der oberen Kruste bedecken, dabei die Ränder zusammendrücken. Schneiden Sie mehrere Schlitze in die obere Kruste, um Dampf abzulassen, und bestreichen Sie die Kruste mit dem Eiweiß. 45 Minuten backen oder bis der Teig gebräunt ist.

92. Austern-Rockefeller-Suppe

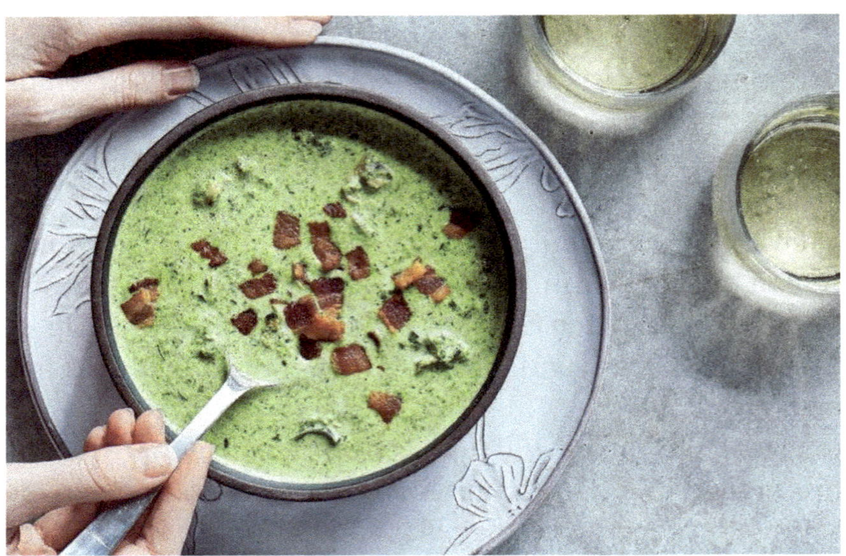

Ergibt 6 Portionen

ZUTATEN:

- 1 Liter geschälte Austern mit ihrem Likör oder 3 Dutzend Austern mit 3–5 Tassen Likör
- 1 Stück Butter
- ½ Tasse Allzweckmehl
- 1 Bund Frühlingszwiebeln, gehackt
- ½ Tasse gehackte grüne Paprika
- ½ Tasse gehackter Sellerie
- 1 Teelöffel gehackter Knoblauch
- 1 (10 Unzen) Dose gefrorener, gehackter Spinat, aufgetaut
- 1/4 Tasse gehackter frischer süßer Basilikum
- 5 Tassen Austernlikör und/oder Meeresfrüchtebrühe
- 2 Esslöffel Herbsaint oder Pernod
- ½ Teelöffel kreolisches Gewürz
- Tabasco-Sauce, nach Geschmack
- 2 Teelöffel Worcestershire-Sauce
- Weißer Pfeffer nach Geschmack
- ½ Tasse gehackte glatte Petersilie
- 1 Tasse halb und halb
- Salz, nach Geschmack

ANWEISUNGEN:

a) Die Austern abseihen und den Likör auffangen. Überprüfen Sie die Austern und entsorgen Sie alle Schalen. Beiseite legen.

b) Die Butter in einem großen, schweren Topf schmelzen. Fügen Sie das Mehl hinzu und rühren Sie bei mittlerer Hitze ständig um, bis eine helle Mehlschwitze entsteht. Zwiebeln, Paprika und Sellerie dazugeben und glasig dünsten. Knoblauch, Spinat und Basilikum dazugeben und noch eine Minute anbraten. Den Austernlikör und/oder die Meeresfrüchtebrühe nach und nach hinzufügen und verrühren, bis alles gut vermischt ist. Herbsaint oder Pernod, kreolische Gewürze, Tabasco-Sauce und Worcestershire-Sauce

hinzufügen und mit Pfeffer würzen. Abdecken, die Hitze reduzieren und 15 Minuten köcheln lassen.
c) Abschmecken und die Gewürze anpassen. Fügen Sie an dieser Stelle bei Bedarf Salz hinzu, je nachdem, wie salzig die Austern sind. Die Petersilie, die Hälfte und die Austern dazugeben und eine oder zwei Minuten köcheln lassen, bis sich die Austern kräuseln. Mit reichlich heißem Baguette servieren.

93. Rotbarsch-Gerichtsbouillon

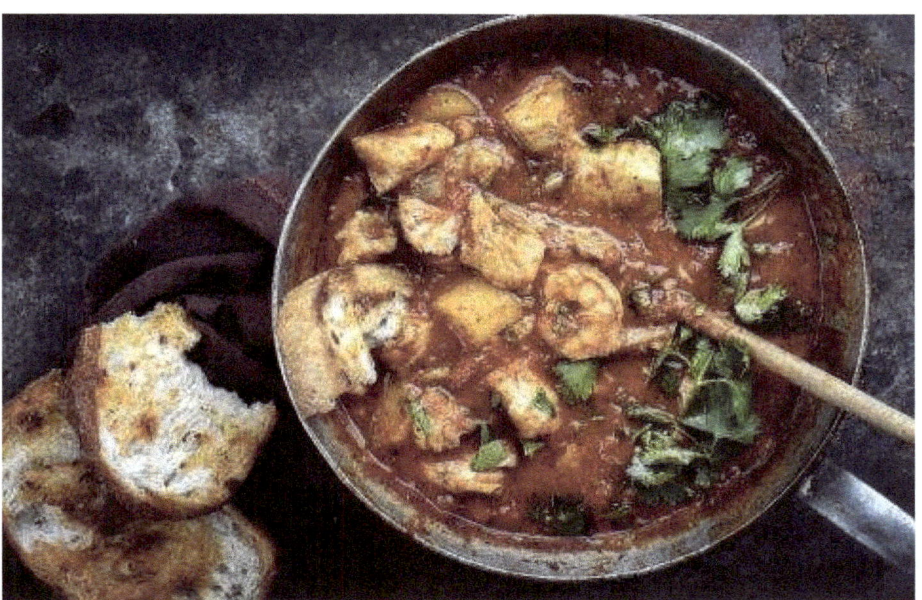

FÜR 4–6 PORTIONEN

ZUTATEN:

- 1 (3 bis 4 Pfund) fester, weißfleischiger Fisch wie Rotbarsch oder Red Snapper
- 3 Esslöffel natives Olivenöl extra
- 1 mittelgroße Zwiebel, gehackt
- 3 Frühlingszwiebeln, gehackt
- ½ grüne Paprika, gehackt
- 1 Selleriestange, gehackt
- 3 Knoblauchzehen, gehackt
- 1 große Tomate, gehackt
- 1 (15-Unzen) Dose Tomatensauce
- Saft von 1 Zitrone
- 1 Esslöffel Worcestershire-Sauce
- 1/4 Tasse Rotwein
- ½ Teelöffel getrockneter Thymian oder 2 Teelöffel frisch gehackt
- ½ Teelöffel getrocknetes Basilikum oder 2 Teelöffel frisch gehackt
- ½ Teelöffel Cayennepfeffer
- 1 Teelöffel Zucker
- Salz und frisch gemahlener schwarzer Pfeffer nach Geschmack
- 2 Esslöffel gehackte glatte Petersilie

ANWEISUNGEN:

a) Heizen Sie den Ofen auf 350° vor. Eventuelle Schuppenreste vom Fisch entfernen und gut abspülen. Trocknen Sie es ab und legen Sie es in eine große Auflaufform mit 5 cm breiten Seiten. Kühl stellen, bis die Soße fertig ist.

b) Erhitzen Sie das Öl in einem mittelgroßen, schweren Topf und braten Sie die Zwiebeln, Paprika, Sellerie und Knoblauch an, bis sie glasig sind. Tomaten, Tomatensauce, Zitronensaft, Worcestershire-Sauce, Wein, Thymian, Basilikum, Cayennepfeffer und Zucker hinzufügen und mit Salz und Pfeffer würzen. Zum Kochen bringen, die Hitze reduzieren und zugedeckt 30 Minuten köcheln lassen.

c) Die Petersilie hinzufügen, abschmecken und die Gewürze anpassen.

d) Einen Teil der Soße auf dem Boden der Backform verteilen. Den Fisch rundum mit Salz und Pfeffer bestreuen und in die Pfanne geben. Bedecken Sie den Fisch mit der Soße und geben Sie einen Teil davon in die Körperhöhle. Ohne Deckel 30 Minuten backen oder bis der Fisch gerade in der Mitte gar ist (mit einem Messer lässt sich das Fleisch an der dicksten Stelle des Fisches leicht von der Gräte lösen). Mit Folie abdecken und bis zum Servieren warm halten.

94. Rote Bohnen und Reis

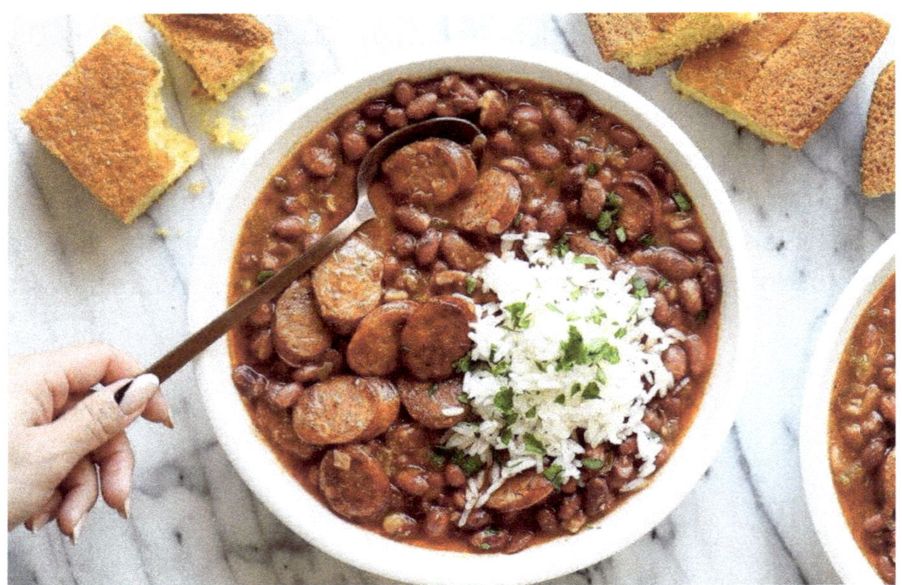

Ergibt 8–10 Portionen

ZUTATEN:

- 1 Pfund getrocknete Kidneybohnen
- 2 Esslöffel Pflanzenöl
- 1 große Zwiebel, gehackt
- 1 Bund Frühlingszwiebeln, gehackt, weiße und grüne Teile getrennt
- 1 grüne Paprika, gehackt
- 2 Selleriestangen, gehackt
- 4 Knoblauchzehen, gehackt
- 6 Tassen Wasser
- 3 Lorbeerblätter
- ½ Teelöffel getrockneter Thymian
- 1 Teelöffel kreolisches Gewürz
- 1 Schinkenknochen mit etwas Schinken darauf, vorzugsweise 2 Schinkenhaxen oder ½ Pfund Schinkenstücke
- Salz und frisch gemahlener schwarzer Pfeffer nach Geschmack
- 1 Pfund geräucherte Wurst, in ½ Zoll dicke Scheiben geschnitten
- 2 Esslöffel gehackte glatte Petersilie, plus mehr zum Servieren
- Gekochter weißer Langkornreis zum Servieren

ANWEISUNGEN:

a) Die Bohnen in einen großen Topf geben, mit Wasser bedecken, über Nacht einweichen und abtropfen lassen.

b) In einem großen, schweren Topf das Öl erhitzen und die Zwiebeln, die weißen Teile der Frühlingszwiebeln, die Paprika, den Sellerie und den Knoblauch anbraten.

c) In einer großen Pfanne die Wurst anbraten. Beiseite legen.

d) Bohnen, Wasser, Lorbeerblätter, Thymian, kreolische Gewürze und Schinken in den Topf geben und zum Kochen bringen. Die Hitze reduzieren, abdecken und 2 Stunden köcheln lassen, dabei gelegentlich umrühren und die Wurst 30 Minuten vor dem Ende des Garvorgangs hinzufügen.

e) Die Lorbeerblätter entfernen, die Petersilie unterrühren und in Schüsseln mit dem Reis servieren. Nach Belieben Schüsseln mit mehr Petersilie bestreuen.

95. Garnelen und Grits

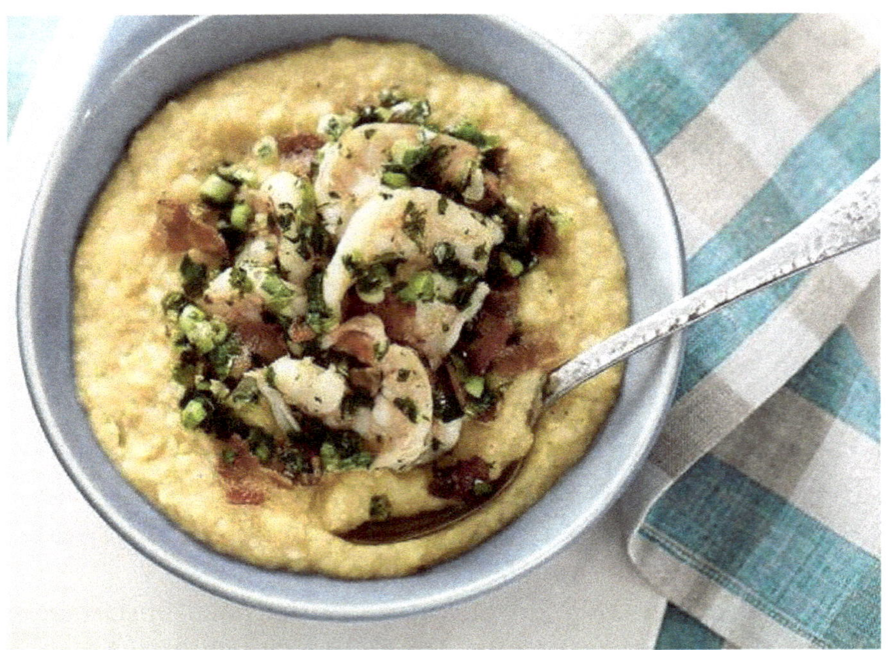

Ergibt 6 Portionen

ZUTATEN:

- 3 Pfund große Garnelen (ca. 15 bis 20 pro Pfund), geschält und entdarmt
- 5 Esslöffel Butter, geteilt
- 8 Frühlingszwiebeln, gehackt
- 5 große Knoblauchzehen, gehackt
- Schale und Saft von 1 Zitrone
- 1/3 Tasse trockener Weißwein
- 1 Esslöffel Worcestershire-Sauce
- 1 Teelöffel italienisches Gewürz
- Frisch gemahlener schwarzer Pfeffer nach Geschmack
- ½ Teelöffel plus 1/4 Teelöffel Salz, geteilt
- 1 Teelöffel kreolisches Gewürz
- 2 Esslöffel gehackte glatte Petersilie
- 1 Tasse schnelle Grütze
- 4 1/4 Tassen Wasser
- 1/4 Tasse frisch geriebener Parmesan

ANWEISUNGEN:

a) 4 Esslöffel Butter in einer großen, schweren Pfanne bei mittlerer Hitze schmelzen. Zwiebeln und Knoblauch dazugeben und anbraten, bis sie zusammengefallen sind. Die Garnelen dazugeben und unter Rühren einige Minuten anbraten, bis sie rosa werden. Zitronenschale und -saft, Wein, Worcestershire-Sauce, italienische Gewürze, Pfeffer, kreolische Gewürze und einen halben Teelöffel Salz hinzufügen und etwa 3 Minuten köcheln lassen. Garen Sie die Garnelen nicht zu lange. Vom Herd nehmen und mit Petersilie bestreuen.

b) Um die Grütze zu kochen, bringen Sie das Wasser in einem großen Topf zum Kochen und geben Sie die Grütze in einem gleichmäßigen Strahl unter Rühren hinzu. Das restliche Salz hinzufügen. Abdecken, die Hitze auf eine niedrige Stufe reduzieren und etwa 10 Minuten köcheln lassen. Vom Herd nehmen und den Parmesan und die restliche Butter unterrühren. Servieren Sie die Garnelen über dem Grütze auf Tellern oder in Schüsseln.

96. Garnelen-Remoulade

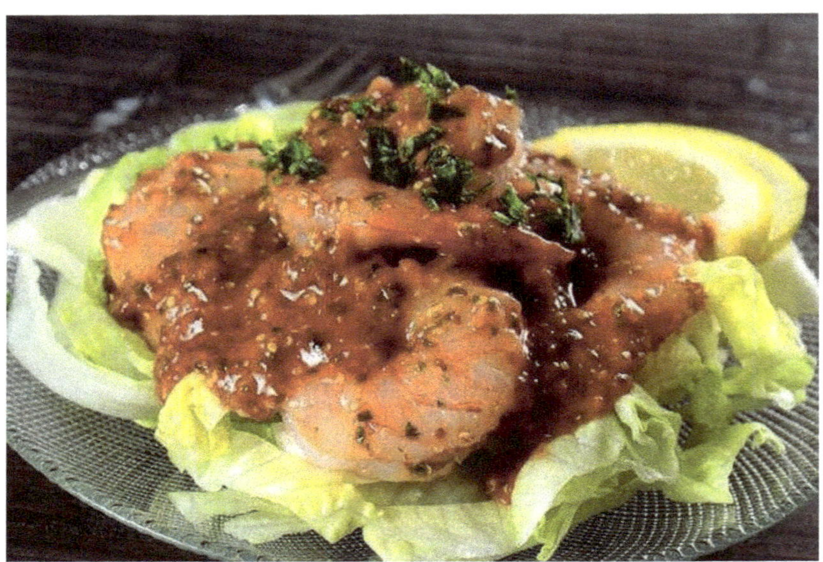

Ergibt 6–8 Portionen

ZUTATEN:

- ½ Tasse gehackte Frühlingszwiebeln
- ½ Tasse gehackter Sellerie
- 1/4 Tasse gehackte glatte Petersilie
- 2 Knoblauchzehen, gehackt
- ½ Tasse frischer Meerrettich (im Kühlregal von Lebensmittelgeschäften erhältlich)
- ½ Tasse Ketchup
- 3/4 Tasse kreolischer Senf
- 2 Esslöffel Worcestershire-Sauce
- 3 Esslöffel frischer Zitronensaft
- 1/8 Teelöffel Cayennepfeffer
- Salz, frisch gemahlener schwarzer Pfeffer und Cayennepfeffer nach Geschmack
- 3 Pfund große geschälte und entdarmte Garnelen
- Geriebener Salat, etwa 4 Tassen

ANWEISUNGEN:

a) In einer Schüssel alle Zutaten außer Garnelen und Salat vermischen und gut vermischen. Abschmecken und die Gewürze anpassen.

b) Legen Sie die Garnelen einige Stunden vor dem Servieren in eine große Schüssel. Nach und nach die Soße unterrühren, bis die Konsistenz Ihren Wünschen entspricht. Einige bevorzugen möglicherweise das gesamte Dressing, andere weniger. Über zerkleinertem Salat servieren.

97. Pfeffergelee

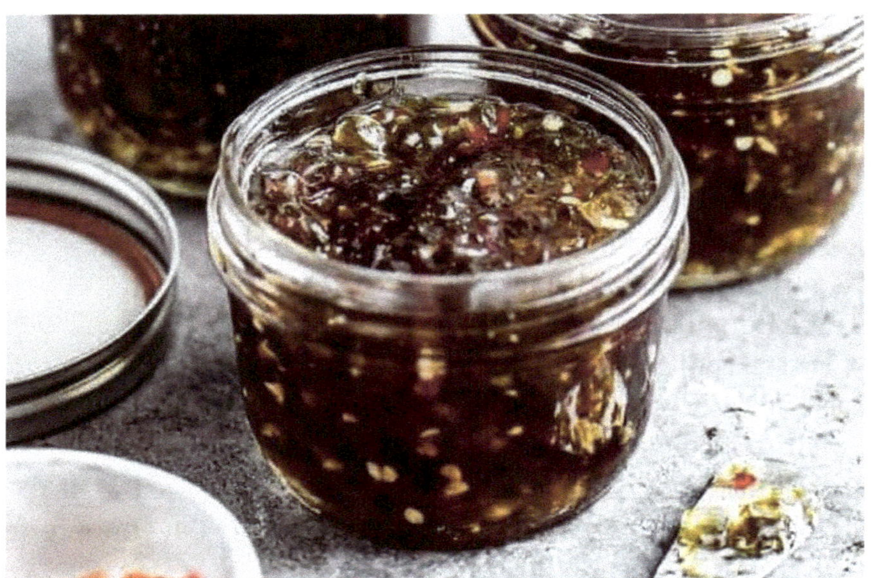

Ergibt 8–10 kleine Gläser

ZUTATEN:

- 6–8 große Jalapeño-Paprikaschoten, gehackt, für eine halbe Tasse
- 1/3 Tasse gehackte grüne Paprika
- 6 ½ Tassen Zucker
- 1 ½ Tassen Rotweinessig
- 1 (6-Unzen) Flasche Certo oder 2 (3-Unzen) Packungen
- 6 Tropfen rote oder grüne Lebensmittelfarbe

ANWEISUNGEN:

a) Von den Paprikaschoten Stiele und Kerne entfernen und sehr fein hacken oder in einer Küchenmaschine verarbeiten. Alle Zutaten außer Certo in einen mittelgroßen Topf geben und gut vermischen. Zum Kochen bringen und 2–3 Minuten kochen lassen, dabei häufig umrühren. Vom Herd nehmen und Certo einrühren. In sterilisierte Marmeladengläser füllen und verschließen.

b) Über Frischkäse servieren und auf Crackern verteilen.

98. Gefüllte Mirlitons

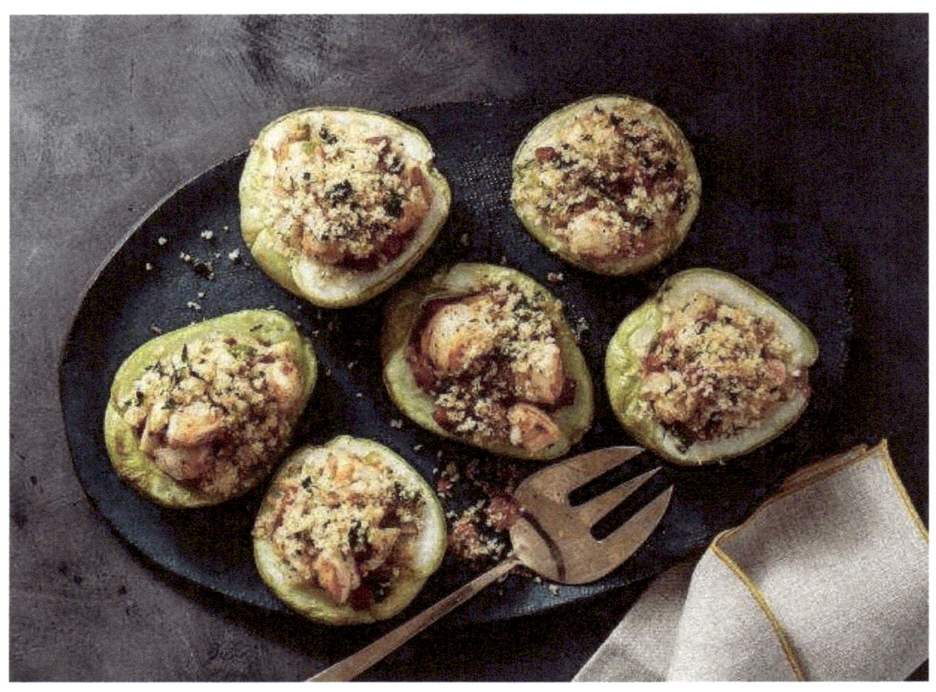

FÜR 6–8 PORTIONEN (1–2 MIRLITON-HÄLFTEN PRO PORTION)

ZUTATEN:

- 6 Mirlitonnen
- 7 Esslöffel Butter, geteilt
- 1 mittelgroße Zwiebel, gehackt
- 1 Bund (6–8) Frühlingszwiebeln, gehackt, weiße und grüne Teile getrennt
- 2 Selleriestangen, gehackt
- 4 Knoblauchzehen, gehackt
- 1 Teelöffel italienisches Gewürz
- 1 Teelöffel Tabasco-Sauce
- 1 Esslöffel frischer Zitronensaft
- Salz und frisch gemahlener schwarzer Pfeffer nach Geschmack
- 2 Pfund mittelgroße Garnelen, geschält und entdarmt, oder 1 Pfund geschälte gefrorene Garnelen, aufgetaut
- 1 Pfund Krabbenfleischklumpen
- 1 1/4 Tassen italienische Semmelbrösel, geteilt

ANWEISUNGEN:

a) In einem großen Topf die Mirlitons im Ganzen etwa 1 Stunde lang mit einer Gabel kochen, bis sie weich sind. Abtropfen lassen und abkühlen lassen.

b) In der Zwischenzeit 4 Esslöffel Butter in einer großen Pfanne schmelzen. Die Zwiebel, die weißen Teile der Frühlingszwiebeln und den Sellerie dazugeben und glasig dünsten. Den Knoblauch dazugeben und noch eine Minute anbraten. Gewürze und Zitronensaft hinzufügen und vom Herd nehmen.

c) Die Mirlitons der Länge nach halbieren und die Kerne entfernen. Das Fruchtfleisch herauslöffeln, so dass eine etwa 1/4 Zoll dicke Schale zurückbleibt. Das Mirliton-Fruchtfleisch in die Pfanne geben und etwa 5 Minuten köcheln lassen. Garnelen und Frühlingszwiebeln dazugeben und unter Rühren kochen, bis die Garnelen rosa werden. Mischen Sie eine halbe Tasse italienische

Semmelbrösel und Krabbenfleisch unter und rühren Sie vorsichtig um, damit das Krabbenfleisch in Stücken bleibt.

d) Ein gefettetes Backblech mit Mirlitonschalen auslegen. Die Schalen mit der Meeresfrüchtemischung füllen und jeweils mit 1 Esslöffel der restlichen Semmelbrösel bestreuen. Die restliche Butter in kleine Stücke schneiden und die Oberseiten der Mirlitons damit bestreichen.

e) Etwa 30 Minuten backen, bis die Oberfläche braun ist. Oder in den letzten Minuten des Garvorgangs unter dem Grill anbraten. Sofort servieren.

99. Schildkrötensuppe

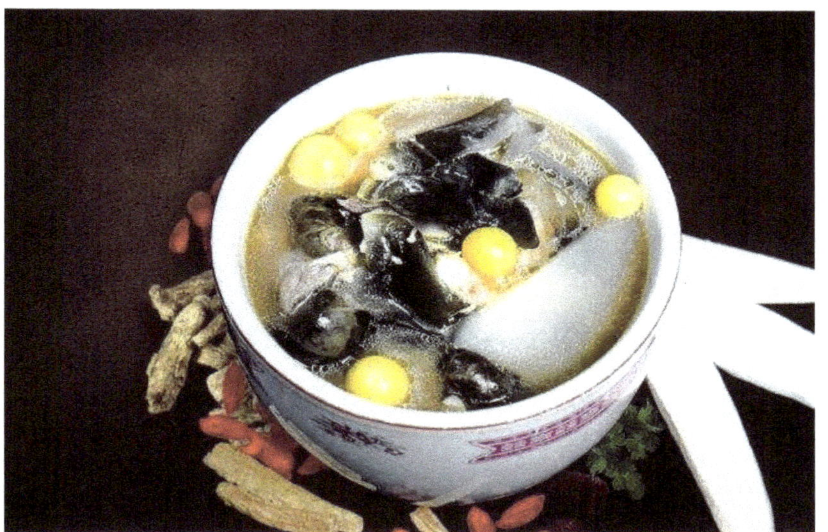

Ergibt 6 Portionen als Vorspeise und 12 Portionen als Vorspeise

ZUTATEN:

- 2 Pfund Schildkrötenfleisch ohne Knochen, in 1-Zoll-Stücke geschnitten
- Salz und frisch gemahlener schwarzer Pfeffer nach Geschmack
- 10 Esslöffel Butter, geteilt
- 5 Tassen Wasser
- 2 mittelgroße Zwiebeln
- 2 grüne Paprika
- 3 Selleriestangen
- 6 große Knoblauchzehen
- ½ Tasse Allzweckmehl
- 1 ½ Tassen Tomatensauce
- 1 Teelöffel kreolisches Gewürz
- ½ Teelöffel getrockneter Thymian
- ½ Teelöffel italienisches Gewürz
- 3 Lorbeerblätter
- ½ Teelöffel Salz
- ½ Teelöffel frisch gemahlener schwarzer Pfeffer
- 2 Esslöffel Worcestershire-Sauce
- ½ Teelöffel Tabasco-Sauce
- Saft von 1 Zitrone
- ½ Tasse hochwertiger Sherry, plus zusätzlicher Sherry zum Servieren
- 4 Tassen gehackter Spinat
- 3 Esslöffel gehackte glatte Petersilie
- 4 hartgekochte Eier, gehackt
- Das Fleisch leicht mit Salz und Pfeffer bestreuen.

ANWEISUNGEN:

a) Erhitzen Sie 2 Esslöffel Butter in einem großen, schweren Topf und braten Sie das Fleisch portionsweise von allen Seiten an. Nehmen Sie eine Portion auf einen Teller und braten Sie die nächste an.

b) Das gesamte Fleisch wieder in den Topf geben, mit Wasser bedecken und zum Kochen bringen. Reduzieren Sie die Hitze auf eine niedrige Stufe, decken Sie das Ganze ab und lassen Sie es etwa eine Stunde lang köcheln, bis das Fleisch gabelweich ist. Das Fleisch auf den Teller legen, abseihen und die Brühe auffangen.

c) Wenn das Fleisch kühl genug zum Anfassen ist, zerteilen Sie es mit den Fingern und schneiden Sie es in feine Würfel. Möglicherweise möchten Sie dies in der Küchenmaschine tun. Beiseite legen.

d) In einer Küchenmaschine Zwiebel, Paprika, Sellerie und Knoblauch fein hacken. Beiseite legen.

e) Spülen und trocknen Sie denselben Topf, in dem Sie das Schildkrötenfleisch gekocht haben. Die restliche Butter im Topf bei schwacher Hitze schmelzen; Fügen Sie das Mehl hinzu und kochen Sie es unter ständigem Rühren etwa 10 Minuten lang, bis eine Mehlschwitze in der Farbe von Milchschokolade entsteht. Das gehackte Gemüse dazugeben und kochen, bis es sehr zusammengefallen ist. Die Tomatensauce hinzufügen und etwa 5 Minuten kochen lassen. Brühe, kreolische Gewürze, Thymian, italienische Gewürze, Lorbeerblätter, Salz, Pfeffer, Worcestershire-Sauce, Tabasco-Sauce und Zitronensaft hinzufügen. Zugedeckt bei mittlerer bis niedriger Hitze 30 Minuten kochen lassen.

f) Sherry, Spinat und Petersilie hinzufügen und weitere 10 Minuten kochen lassen. Die Lorbeerblätter entfernen und die Eier unterrühren.

g) In Schüsseln servieren und zusätzlichen Sherry hinzufügen.

100. Lagniappe-Chili

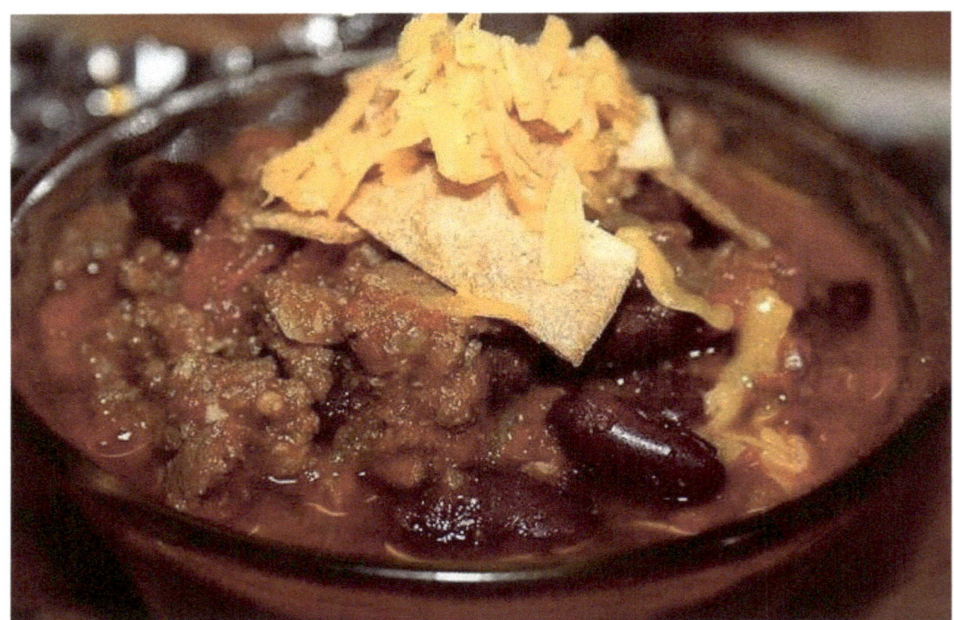

Ergibt: 40 Portionen

ZUTATEN:

- 1 Pfund getrocknete Pintobohnen
- 6 Liter Wasser oder Rinderbrühe
- 2 Lorbeerblätter
- 3 Unzen getrocknete Tomaten
- 1 Esslöffel Salbei
- 1 Teelöffel Oregano
- 3 Teelöffel Cayenne-Pulver
- 1 Esslöffel schwarze Senfkörner; geröstet
- 1 Esslöffel Kreuzkümmel; geröstet
- ½ Tasse Worcestershire-Sauce
- ½ Tasse Nuoc mam
- ¼ Tasse schwarzer Pfeffer
- ¼ Tasse scharfes Paprikapulver
- ¼ Tasse gemahlener Kreuzkümmel
- 4 große Chipotle-Paprikaschoten; in Stücke gerissen
- 2 große Jalapenopfeffer; gehackt
- 2 Pfund frische Tomaten; gehackt
- 1 Dose (28 oz) geschälte Tomaten; gehackt
- 12 Unzen Tomatenmark
- 2 Köpfe Knoblauch; gedrückt
- 2 große gelbe Zwiebeln; gehackt
- 4 Esslöffel Rapsöl
- 1 Pfund Kielbasa
- 3 Pfund Rinderhackfleisch
- 2 Esslöffel getrocknete Garnelen
- 1 Tasse geräucherte Austern
- ¼ Tasse Honig
- Salz nach Geschmack

ANWEISUNGEN:

a) Pintobohnen über Nacht einweichen. Am nächsten Morgen die Bohnen abtropfen lassen und die schwimmenden wegwerfen.

b) Wasser oder Rinderbrühe erhitzen, Pintos hinzufügen. Langsam zum Kochen bringen, Hitze reduzieren, Lorbeerblätter hinzufügen und zwei Stunden köcheln lassen. Während die Bohnen köcheln, geben Sie einen Esslöffel Kreuzkümmel und einen Esslöffel schwarze Senfkörner in eine kleine, trockene Bratpfanne. Stellen Sie die Hitze hoch und kochen Sie unter ständigem Rühren, bis die Samen *gerade* anfangen zu platzen. Sofort vom Herd nehmen und in einem Mörser oder einer Küchenmaschine zerstoßen. Reservieren.

c) Als nächstes fügen Sie alle trockenen Gewürze, Tomaten und Chipotle-Paprika zu den Bohnen hinzu. Gut umrühren. Worcestershire-Sauce und Nuoc Mam hinzufügen und umrühren. Vier Esslöffel Öl in eine große Pfanne geben, Zwiebeln und Jalapenopfeffer hacken und bei mittlerer Hitze braten, bis die Zwiebeln glasig sind. In den Chilitopf geben und umrühren. Ein Pfund Kielbasa in Scheiben schneiden, in der Pfanne anbraten und zum Chili geben. Jetzt drei Pfund Rinderhackfleisch anbraten und mit dem Spatel in mundgerechte Stücke schneiden. Vom Herd nehmen, abtropfen lassen und zum Chili geben.

d) Drücken Sie nun zwei Knoblauchzehen (ca. 25 Zehen) in die Chili. Getrocknete Garnelen und geräucherte Austern hinzufügen. Umrühren, zum Kochen bringen, auf mittlere Stufe köcheln lassen und abgedeckt weitere ein bis zwei Stunden kochen lassen, dabei gelegentlich umrühren. Etwa fünfzehn Minuten vor dem Servieren eine viertel Tasse Honig hinzufügen, umrühren und mit Salz abschmecken. Vom Herd nehmen und servieren.

ABSCHLUSS

Glückwunsch! Sie haben das Ende des Gumbo-Kochbuchs erreicht. Wir hoffen, dass dieses Kochbuch Sie dazu inspiriert hat, die reichhaltigen und komplexen Aromen von Louisianas typischem Gericht zu entdecken. Wir glauben, dass Gumbo mehr als nur ein Rezept ist, es ist ein kulturelles Erlebnis, das die vielfältige Geschichte und Traditionen der Region widerspiegelt.

Wir haben versucht, dieses Kochbuch so umfassend wie möglich zu gestalten, mit detaillierten Rezepten, Zutatenanleitungen und hilfreichen Tipps für die Zubereitung der perfekten Mehlschwitze. Wir hoffen, dass diese Informationen Ihnen dabei geholfen haben, mehr Selbstvertrauen beim Kochen von Gumbo zu gewinnen und dass Sie weiterhin neue Geschmacksrichtungen und Techniken entdecken.

Vielen Dank, dass Sie uns auf dieser kulinarischen Reise durch den Bayou begleitet haben. Wir hoffen, dass Sie Ihre Gumbo-Kreationen mit uns und Ihren Lieben teilen. Von klassischem Meeresfrüchte-Gumbo bis hin zu Hühnchen- und Wurst-Gumbo – im Gumbo-Kochbuch ist für jeden ein Rezept dabei. Viel Spaß beim Kochen!

Ingram Content Group UK Ltd.
Milton Keynes UK
UKHW020638250523
422334UK00006B/24